U0382191

本著作获教育部人文社会科学青年基金项目资助

（项目批准号：12YJC770071）

张 玲 著

战争、社会与医疗：
抗战时期四川公共卫生建设研究

Zhanzheng、Shehui Yu Yiliao:
Kangzhanshiqi Sichuan Gonggongweisheng
Jianshe Yanjiu

中国社会科学出版社

图书在版编目（CIP）数据

战争、社会与医疗：抗战时期四川公共卫生建设研究 ／张玲著 . —北京：中国
社会科学出版社，2015.5
ISBN 978 - 7 - 5161 - 6194 - 4

Ⅰ.①战… Ⅱ.①张… Ⅲ.①公共卫生—建设—研究—四川省—1937 ~ 1945
Ⅳ.①R199.2

中国版本图书馆 CIP 数据核字（2015）第 115436 号

出 版 人	赵剑英
责任编辑	郭　鹏
责任校对	张秀玲
责任印制	李寡寡

出　　　版	中国社会科学出版社
社　　　址	北京鼓楼西大街甲 158 号
邮　　　编	100720
网　　　址	http://www.csspw.cn
发 行 部	010 - 84083685
门 市 部	010 - 84029450
经　　　销	新华书店及其他书店

印刷装订	三河市君旺印务有限公司
版　　　次	2015 年 5 月第 1 版
印　　　次	2015 年 5 月第 1 次印刷

开　　　本	710 × 1000　1/16
印　　　张	14.75
插　　　页	2
字　　　数	247 千字
定　　　价	49.00 元

凡购买中国社会科学出版社图书，如有质量问题请与本社联系调换
电话：010 - 84083683

目　录

绪　论

一　选题缘起

生命医疗史①的研究因直接关乎人之生老病死，能增益史学研究的维度和深度，自 20 世纪 80 年代以来，在海峡两岸史学界相继兴起。而战争与人类增进健康、保障生命的历史文化主题总是紧密相联。人类互相厮杀，消灭自身生命的时刻，也往往成为人类发展史上疾病、疫灾等无情肆虐的黑色时期。但同时，战争也在启迪、教育、激励人类对自身的生命关怀意识，拷问政府对国民医疗保健的责任。长达八年的抗日战争②，中华民族面临亡国灭种的生死考验，同时它又促进了"中华民族的空前觉醒"③。民族觉醒的意识体现在政治、经济、文化等多个方面，而对民族自身身体素质的关注和焦虑，并促使当时的政府大力发展国家公共卫生事业，使抗日战争时期④又成为民族医疗保健意识的重大觉醒时期。

这种觉醒表现在当时的国民政府实施公共卫生建设的行为上。那时的国民政府曾颁布了一系列关于公共卫生建设的法规、法令，建立了遍及全国各省、市、县的公共卫生实施网络，开展了针对一般社会成员和特殊社会群体的公共卫生服务。同时，为弥补当时政府力量的不足，国民政府还

---

①　生命医疗史又被学界称为疾病医疗社会史，或人群生命史。

②　对抗日战争的起讫时间，学术界主要有两种观点：一是以 1931 年"九一八"事变为起点，从局部抗日战争开始至 1945 年抗日战争胜利，共 14 年；二是以 1937 年"七七事变"全面抗日战争爆发为起点，至 1945 年抗日战争胜利，共 8 年。本书从第二种观点。

③　刘大年：《抗日战争与中国历史》，载《近代史研究》1987 年第 5 期。

④　抗日战争时期，简称抗战时期。

较大限度地借助了教会、红十字会、高等医学院校、社会团体、私人以及盟国的力量。抗战时期公共卫生建设所体现的国家卫生体制的演进、疫灾防控与抗战、战争救护与政治稳定、公共卫生与社会心理、国家与社会医药卫生力量之间的互动、有限卫生资源与民众需求间的矛盾、公立卫生机构医护群体的生存样态、公共卫生建设质与量发展的不协调、抗战时期盟国医药援助等问题，提供了以往被忽视的、深入认识抗战时期中国社会的一个角度，增益了抗日战争研究的"血肉"。

　　本书将研究地域限定在四川，主要有两个原因：第一，抗战时期四川公共卫生建设在全国具有代表性和典型性。1937 年底，国民政府西迁，重庆成为抗战时期首都，四川则成为抗战建国的重要根据地。与此同时，东北、华北、华南、华东、东南、中南等地的政府机关、企业、学校、难民大量迁川。四川公共卫生事业在发展速度、规模，开展工作的数量、质量等方面，与同时期全国其他省份相比具有特殊的地位和价值。抗日战争结束后，四川由此奠定了在西南乃至全国的公共卫生事业大省的地位。四川在实施公共卫生建设过程中所面临的困难、取得的成就、产生的社会影响及其所反映出的矛盾等方方面面都兼具一般性和代表性。解剖抗战时期四川公共卫生事业，可以较充分地透视国民政府在抗战时期开展公共卫生建设的面相，达到管中窥豹的认识效果。第二，便于研究的可操作性。本书注重实证，力图以具体深入的个案研究来挖掘论题的普遍意蕴。因此，将论题限定在四川，支撑论题所需的资料主要来自四川，笔者可以较充分地浏览相关档案资料、报纸及各市县文史资料，从而避免因论题过大，论而不透，论而不深，以至陷入蜻蜓点水似的研究窘境。

　　中国的医疗卫生问题近年来一直是全民聚焦的热点问题。当前，中国社会发展水平以及国民健康状况比半个多世纪前的中国有了显著提高，国民的医疗保健意识和享受到的医疗保健服务质量与抗战时期相比也不可同日而语。但医疗资源分配不平衡、突出的医患矛盾等现象的存在仍然是不能回避的社会问题。

　　历史是不应该被割断和忘却的。重温那段交织着血与火，然而却慢慢冷却着的历史，展开民族公共卫生建设穿越时空的对话，是笔者将此论题作为研究主题的初衷。

二　论题界定与论域限定

"工欲善其事，必先利其器。"对于学术研究而言，研究者在研究过程中所使用的关键概念就相当于所谓的"器"。一部专著若是关键概念含混，那么这部专著必然是失败之作。因此，要探讨抗战时期的公共卫生建设，必须对本论题的关键概念——公共卫生作出明确的界定。

公共卫生是一个历史的概念，其内涵和外延经历了漫长的历史演进过程。哈佛大学公共卫生学博士李廷安指出，"自从地球有了人类，我们就有医学；自从有医学，我们就有公共卫生。不过古时的公共卫生与近年的公共卫生有深浅和普及与不普及之分别就是了！"① 从历史上看，无论在东方还是西方，人们最早关注的是疾病的治疗和个人卫生的维护。人们从先注重治病，逐渐认识到防病的重要；从先注意个人卫生，逐渐认识到公共卫生的重要。而传染病的发生，则成为推动公共卫生事业发展的重要因素。

在中国，传说"神农……尝百草之滋味，水泉之甘苦，令民知所避就。"②。该文中的"令民知所避就"，指的是引导人们防病治病，懂得身体保健。老子说："圣人不病，以其病病。夫唯病病，是以不病。"③ 这句话说明老子已明确认识到疾病预防的重要。中国现存成书最早的医学典籍《黄帝内经·素问》提出："是故圣人不治已病治未病，不治已乱治未乱，此之谓也。夫病已成而后药之，乱已成而后治之，譬犹渴而穿井，斗而铸锥，不亦晚乎！"④ 这段话强调疾病预防重于治疗，体现中国传统医学包含丰富的预防疾病思想。

中国早期的公共卫生开始于环境卫生。在商代，甲骨文中就有"帚"字，说明当时人们就已经注意居室清扫。《礼记》记载："凡内外，鸡初鸣，咸盥漱洒扫室堂及庭"。可见，打扫环境卫生已成为人们生活中非常

---

① 李廷安：《什么是公共卫生》，《中国卫生杂志》1931 年第 30 期。

② 汉·刘安《淮南子·修务训》。

③ 《老子》七十一章。

④ 黄帝：《中华文化名著典籍精华·黄帝内经》（上册），黑龙江人民出版社 2004 年版，第 5—6 页。

重视的日常行为。秦朝时期已经开始有下水道，汉代都城有"都厕"（公共厕所)①、清酒车（名"翻走渴鸟"）等公共卫生设施。这些记载表明，人们逐渐从维护个人居室卫生，发展到维护公共环境卫生。古代史书、医书上记载水井消毒、水源卫生防护、沟渠疏浚、垃圾粪便处理、尸体处置、传染病检疫和食品卫生管理等维护公共卫生的事例和知识也较丰富。孙思邈认为，"上医医国，中医医人，下医医病"。② 这句话也可以解读为高明的医生应该在国家的层面上采取措施，以确保具备维护健康的条件，而不单单关注治疗个人疾病和关怀个人。

西周初期（公元前 11 世纪左右），中国已经出现了宫廷医生和卫生行政组织。此后，各朝代卫生行政管理不断发展，卫生功能逐渐加强。但是在中国漫长的古代社会中，卫生机构的职责"则在帝室也"，③ 公共卫生的设施主要为皇室及上层社会服务。而对于庶民百姓的健康安危，国家则关注甚少。因此，中国传统的公共卫生缺乏"公共性"。正如民国时期公共卫生学家陈方之所言，"片断的卫生行政，其历史颇古，而完备的卫生学，到近代方出。"④

近代意义的公共卫生概念起源于 18 世纪末 19 世纪初的西方。早期的公共卫生建立在预防医学基础之上，主要包括环境卫生和疫病预防的策略。适应形势的发展和社会需要，公共卫生的内涵和外延不断拓展。至20 世纪初，公共卫生已经超出了医学科学范畴，成为一个具有重要社会学意义的，较为宽泛的概念。1920 年，美国耶鲁大学公共卫生学教授C. W. A. 温斯洛（C. E. A. Winslow）将公共卫生定义为，"公共卫生是通过有组织的社会努力来预防疾病、延长寿命、促进健康的科学和艺术；社会的努力包括改善环境卫生、控制传染病，提供个人健康教育，组织医护人员提供疾病的早期诊断的治疗服务，建立社会体制，保证社区中每个人都能维持健康的生活标准，实现其生来就有的健康和长寿的权利。"⑤

---

① 朱嘉明主编：《中国：需要厕所革命》，上海三联书店 1988 年版，第 17 页。

② 唐·孙思邈：《千金要方·诊候》。

③ 金宝善：《民国以来卫生事业发展简史》，《医史杂志》1948 年第 2 卷第 1 期。

④ 陈方之：《卫生学与卫生行政》，上海商务印书馆 1934 年版，第 3 页。

⑤ C. E. A. Winslow. The untilled fields of public health, *Science*, New Series, 1920. 51（1306）：pp. 23—33.

C. E. A. 温斯洛定义强调公民的公共卫生权利，涉及公共卫生的本质、使命、实现途径、工作范围，其外延非常广泛。1952 年，C. E. A. 温斯洛定义为世界卫生组织（WHO）所接受并沿用至今，成为国际公认的公共卫生经典定义。

1988 年美国医学研究院（Institute of Medicine，IOM）将公共卫生定义为："公共卫生是我们作为一个社会集体采取的措施以确保人民能够成为健康的条件。"[①] 美国医学研究院还明确了公共卫生服务的基本内容，使其定义的公共卫生具有很强的可操作性。它认为，以下十项工作应成为公共卫生服务的基本内容：第一，通过监测健康状况找出社区健康问题；第二，调查和诊断社区中的健康问题及影响因素；第三，通报、教育，增强人们对于健康问题的应对能力；第四，动员社区合作伙伴并一道解决健康问题；第五，促进制定支持个人和社区为促进健康而努力的政策和规划；第六，切实执行为保护健康和卫生安全而制定的法律法规；第七，加强人们与必需的个人卫生服务之间的联系，并增进基本卫生服务的可及性；第八，评估个人和群体健康服务的可及性、质量和效果；第九，研究发现解决健康问题的新方法和新的思路；第十，建设称职的公共卫生专业人员队伍。美国医学研究院的定义强调公共卫生的政府责任、社会协作，着眼于疾病预防、群体健康，对公共卫生目标的实现途径作了明确的规定。该定义极大的影响了美国及许多国家的公共卫生实践。

1994 年，E. L. 贝克（E. L. Baker）等提出的公共卫生定义也值得一提。E. L. 贝克等认为，公共卫生是通过有组织的社会活动来促进、保护、改善，必要时恢复个人、特定群体或整个人群的健康。E. L. 贝克等从更宽广的视域考察，认为公共卫生既是科学，又是技术和价值观的综合体，其功能通过集体的社会活动、项目、服务和机构来实现，旨在保护和促进整个社会人群的健康。该定义把公共卫生界定为一种价值理念及其实践，认为公共卫生着眼于组织活动，是一系列学科的集合。[②]

以上列举了国外关于公共卫生的代表性定义，那么在中国对公共卫生

---

① 转引自邱仁宗《公共卫生伦理学刍议》，《中国医学伦理学》2006 年第 1 期。

② Edward L. Baker, Robert J. Melton, Paul V. Stange, et al. Health Reform and the Health of the Public, *Journal of the American Medical Association*, 1994, 272: pp. 1276—1282.

又是如何界定的呢？2003 年时任国务院副总理的吴仪在全国卫生工作会议上对公共卫生所做的定义，是中国政府对公共卫生概念的权威表述。吴仪指出，公共卫生就是组织社会共同努力，改善环境卫生条件，预防控制传染病和其他疾病流行，培养良好卫生习惯和文明生活方式，提供医疗卫生服务，达到预防疾病，促进人民身体健康的目的。[①] 吴仪的定义，强调公共卫生社会协作、群体健康、疾病预防等特点，并对公共卫生目标的实现途径作了较为概括的说明。吴仪的定义与世界卫生组织所认可的 C. E. A. 温斯洛公共卫生定义有较多的相似之处，显示中国与世界在公共卫生概念上的一致性，有利于中国与世界开展公共卫生工作的协作与交流。

2009 年，中华医学会在首届全国公共卫生学术会议提出了关于公共卫生的定义。会议提出，公共卫生是以保障和促进公众健康为宗旨的公共事业，通过国家与社会共同努力，防控疾病与伤残，改善与健康相关的自然和社会环境，提供基本医疗卫生服务，培养公众健康素养，实现全社会的健康促进，创建人人享有健康的社会。[②] 该定义强调公共卫生的政府责任，对公共卫生的目标、性质、工作内容作了较完整的说明，定义提出的公共卫生建设目标，既具有引导性和前瞻性，又兼顾目前中国的现实国情，堪称经典版中国公共卫生定义。

尽管中外对公共卫生这一概念的定义有差异，但我们仍然可以看出现代意义的公共卫生事业具有的共同属性：第一，公共卫生是个社会问题，涉及社会的方方面面，需要社会的协作与全体公民的积极参与；第二，公共卫生的核心是公众健康，其最终目标是促进大众健康，提高生活质量，延长健康寿命；第三，公共卫生服务于社会全体成员，享受公共卫生服务是公民的基本权利；第四，公共卫生的实质是公共政策，公共卫生的实施需要政府强有力的领导和相关法律法规的保障。

"文本"必须回到具体的历史语境。本书研究的是抗战时期的公共卫生建设，因此本书所指的"公共卫生"不能等同于当代公共卫生的理论

---

① 吴仪：《加强公共卫生建设 开创我国卫生工作新局面》，《中国中医药报》2003 年 8 月 21 日。

② 《学界提出"中国版本"公共卫生定义》，《健康报》2009 年 10 月 20 日第 1 版。

和实践。本书的公共卫生概念，既要参考当代公共卫生的定义，同时又必须考虑到抗战时期中国这一特殊的历史背景。原因在于，一个社会有属于它自己的独特的社会需要和社会问题，而公共卫生只是国家或社会应对这些需要或问题中的某些方面而产生的理念、政策、制度、措施而已。上述对公共卫生的理解，是当代人应对当代社会需要、社会矛盾的产物，具有鲜明的当代性。当代公共卫生理论与实践已经脱离或超越了"抗日战争时期的中国"这一具体的历史语境。

当事人的看法无疑更具有说服力。民国时期医学专家张炳瑞认为，公共卫生"是应用预防医学，以延长人生寿命，增进身体健康之学，由有组织之机关，推行适合上述目的之种种工作"，公共卫生工作目标是"减少人民的死亡和患病率、减少人民的忧苦、增进国家的生产力"，公共卫生工作内容包括卫生教育、保健事宜、传染病管理、环境卫生改善等事项。[①] 民国时期公共卫生学专家毕汝刚把公共卫生界定为"一种科学的技术"，其目的在于"预防疾病、延长寿命、增进健康与工作效率"，"使人人有适当之生活，以维持其个体健康"，目的的实现途径在于"由社会共同之努力，改良环境卫生，制止传染病，灌输个人卫生知识，及促进医事与护士团体之组织，藉得作早期诊断及预防，进而发展社会事业。"[②]

由以上两种代表性的观点可见，民国时期有识之士的公共卫生观念已经具备明显的现代性特征，具体体现在以下三点：第一，着眼于公众健康；第二，重视国家、社会团体有组织的努力；第三；强调通过环境卫生、卫生知识宣传等途径实现疾病的预防。抗战时期的中国处于传统向现代转型初期这一特定的历史阶段。在理论上，抗战时期是中国传统公共卫生观念向现代意义的公共卫生理念转型时期，并且已经具备现代公共卫生思想的基本特征。在实践上，当时的国民政府已初步开展了针对一般社会群体的政府补贴性质的医疗保健服务和针对妇幼、学生、公务员等特殊社会群体的公共卫生服务。各级政府已替代民间组织、慈善机构、私人成为

---

① 张炳瑞：《公共卫生》，《卫生月刊》1934 年第 1 期。
② 毕汝刚：《公共卫生学》，教育部医学教育委员会主编，上海商务印书馆 1945 年版，第1—2 页。

公共卫生服务的主要提供者和主要责任者。但是受生产力发展水平和社会医疗资源缺乏的制约，公共卫生的实施状况明显滞后于理论认识和政策预期。同时，战争是压倒一切的中心问题，整个公共卫生工作也必须服从和服务于这个中心。公共卫生的战时性是本书应尤其关注和表现的重要特征之一。正如民国时期社会学家言心哲先生所指出的，"中国现在继续抗战期间，社会服务的情形与美国所处的和平盛世，不可同日而语。美国的社会事业，是在注意如何延年益寿，如何讲求卫生。目前中国的社会事业，恐怕只能注意到如何救命，如何止痛"。① 因此，对抗战时期公共卫生的界定，必须在参考当代公共卫生概念的基础上，与抗战时期中国的公共卫生理论和实际相结合。

综上所述，笔者试着对本书所讨论的抗战时期公共卫生概念作出界定，并对其论域进行限定。抗战时期公共卫生介于当代意义的公共卫生与传统公共卫生之间，泛指当时的国民政府为了使其社会成员适应并有效的参与抗战时期社会生活，保持或恢复其身体健康组织社会力量所作的一切医疗保健方面的努力，在形式上主要体现为空袭医疗救护、传染病防控、疾病治疗、妇幼保健、环境卫生改善、卫生知识宣传等。按照上述界定，非政府医疗组织，包括企事业单位、民间团体、教会所做的医疗卫生工作，只有在其以非主体的形式出现，并附属于政府公共卫生事业范围内才纳入本书讨论的范畴。笔者作此限制，主要有两个原因：第一，从总体上看，抗战时期的国民政府才是国民公共卫生服务的主要提供者和主要责任者；第二，笔者的限制并不表明抗战时期非政府组织所做的公共卫生工作无关痛痒，事实上在某些方面或某些区域它们在公共卫生建设方面的表现也可圈可点，但由于笔者有限的时间和精力，不允许也不可能使本书做到面面俱到。限制是为了论述的深入。

三　学术史的回顾

公共卫生的研究在中国发端于民国时期的医史学界和公共卫生学

---

① 　言心哲：《抗战期中社会事业实施方针与步骤——社会事业的重要》，复旦大学社会学系编：《社会事业与社会建设》，独立出版社 1941 年版，第 12 页。

界，20世纪70年代西方史学界兴起疾病医疗社会史研究，80年代后期以来，中国台湾、中国大陆史学界也相继以社会文化和人类文明的变迁为透视点，采取有别于技术史的研究路径，开展疾病医疗史、公共卫生史研究。近年来，由于"非典"、"H1N1"等传染病的爆发，以及"公共卫生服务均等化、紧张的医患关系"等日益成为全社会关注的社会热点问题，中国近现代公共卫生史、疾病医疗史的研究获得了更多的关注。但学界对抗战时期国民政府公共卫生建设的研究亦只是刚刚起步，已有的成果仅为数篇研究论文。如吴郁琴的博士论文《公共卫生视野下的国家政治与社会变迁——以民国时期江西省为例》（2011年），谢晶的硕士论文《重庆市抗战时期公共医疗卫生事业管理研究》（2008年），杨韵菲的硕士论文《抗战时期重庆卫生管理初探》（2007年），周俊利的硕士论文《1912—1945年云南地区卫生事业管理研究》（2006年），朱云翔的硕士论文《抗战时期湖南医疗卫生政策研究》（2009年），李娇娇的《抗战时期贵州现代医疗卫生事业的发展》[1]，毛光远的《抗战时期甘南藏区医疗卫生建设研究》[2] 等等。以上论文以某省、市或特定地区为中心，以民国某一时间段或抗战时期为限，从国民政府实施公共卫生建设的某一方面切入，揭示了当时的国民政府开展公共卫生建设的历史事实。但涉及民族复兴根据地四川抗战时期的公共卫生建设，这一国民政府战时公共卫生建设的典型范本的研究成果，目前仅有柏家文的硕士论文《二十世纪三、四十年代四川瘟疫研究》（2006年）和郭京湖的《论抗战时期成都的防疫行政与地方实践》。[3] 两篇论文均以传染病及其防控为考察对象，而传染病防控正是公共卫生建设的重点内容，因此两篇论文对于笔者开展抗战时期四川公共卫生建设研究有一定的参考价值。

除以上研究成果外，还有一些学者在研究社会救济、社会福利等主题时，也涉及到抗战时期公共卫生建设。为了拓展学术视野，笔者也对之作一概述。

---

[1] 李娇娇：《抗战时期贵州现代医疗卫生事业的发展》，《徐州师范大学学报》2009年第5期。

[2] 毛光远：《抗战时期甘南藏区医疗卫生建设研究》，《西藏大学学报》2009第12期。

[3] 郭京湖：《论抗战时期成都的防疫行政与地方实践》，《抗日战争研究》2011年第2期。

第一，从受社会救济的特殊群体着手研究当时的国民政府实施社会救济问题，涉及政府公共卫生建设。难民是抗日战争史研究者较为关注的群体，对于他们的社会救济，是学者们研究较多的主题。如吴捷的硕士论文①《抗战时期国民政府救济与安置难民活动述论》（2005 年），彭红碧的硕士论文《抗战时期重庆的难民救济》（2005 年），谭刚的《重庆大轰炸中的难民救济（1938—1943）》②，等等。以上论文举证史实，说明政府有关机关开展了对难民的救济工作。医药救济作为救济的一个方面，在论文中有所涉及，虽未对其进行深入地论证，但为笔者研究抗战时期公共卫生建设提供了一些研究线索。

第二，研究教会、红十字会、医学高校等医药救济的社会参与力量时，涉及抗战时期公共卫生事业。以教会为救济主体的研究论文主要有：周秋光、曾桂林的《近代西方教会在华慈善事业述论》③，谭绿英的《民国时期基督教在华的慈善医疗事业》④，向常水的《教会对战地的慈善救济》⑤，成先聪、陈廷湘的《基督教在西南少数民族地区的传播——以医疗卫生事业为例》⑥，李传斌的博士论文《基督教在华医疗事业与近代中国社会（1835—1937）》（2001 年），邓杰的博士论文《基督教与川康民族地区近代医疗事业：边疆服务中的医疗卫生事业研究（1939—1955）》（2007 年），等等。以红十字会为救济主体的研究论文主要有：董根明的《抗战时期中国红十字会组织的整建与救护工作述评》⑦，戴斌武的博士论文《抗战时期中国红十字会救护总队研究》（四川大学图书馆馆藏博士学位论文，2008 年），崔家田的《全面抗战时期河南红十字运动的历史经

---

① 文中所引博硕学位论文除有特殊说明外，均来自"中国知网"的博硕学位论文数据库。

② 谭刚：《重庆大轰炸中的难民救济（1938—1943）》，《西南大学学报》2007 年第 6 期。

③ 周秋光、曾桂林：《近代西方教会在华慈善事业述论》，《贵州师范大学学报》2008 年第 1 期。

④ 谭绿英：《民国时期基督教在华的慈善医疗事业》，《宗教学研究》2003 年第 3 期。

⑤ 向常水：《教会对战地的慈善救济》，《湖南第一师范学报》2006 年第 2 期。

⑥ 成先聪、陈廷湘：《基督教在西南少数民族地区的传播——以医疗卫生事业为例》，《宗教学研究》2001 年第 4 期。

⑦ 董根明：《抗战时期中国红十字会组织的整建与救护工作述评》，《抗日战争研究》2011 年第 3 期。

验》①，等等。以医学高校为救济主体的研究论文以黄茂的硕士论文《抗战时期的医学高校迁川问题研究》（2002 年）为代表。以医药救济社会参与力量为研究主题的相关论文，揭示了当时国家公共建设的状况和民众在一定程度和范围内接受医疗保健服务某些方面的内容，为笔者的研究提供了某些参照和反思。

第三，研究救济或福利理念及政府政策、实践等主题时，涉及政府公共卫生建设。相关论文主要有：岳宗福、杨树标的《近代中国社会救济的理念嬗变与立法诉求》②，李瑞的硕士论文《抗战时期国民政府的福利事业研究——以四川政府的福利实践为中心的研究》（2006 年），江红英的博士论文《抗战时期国民政府社会福利政策研究》（2007 年），蔡勤禹的博士论文《国家、社会与弱势群体——民国时期的社会救济（1927—1949）》（2001 年），等等。以上论文从宏观或微观、从制度或思想、从整体或局部，对民国或抗战时期的救济或福利的某些内容作出了较深入地探讨，使笔者对民国时期的国民福利状况有了一定的认识，其研究思路和方法，对笔者启迪良多。但遗憾的是，医药救济或福利在以上论文中都不是作为论述的主体，而只是枝叶出现。同时，在医药救济或福利的实施上，作者大多只注意到赈济委员会和社会部系统，而对当时实施国民医药救济和福利最重要的政府机构——卫生系统，则无一例外地忽略了。事实上民国时期，尤其是抗战时期，卫生系统才是专职的国民医药救济或福利的实施机构。在医药救济或福利的研究上，疏于对政府主要实施机构提供的公共卫生服务的关注，显示出学界对民国医药救济或福利研究还极为表层。事实上，民国时期，尤其是抗战时期，受西方国家的影响和战争的刺激，国民政府实施医药救济或福利的理论和实践都颇具价值。直接围绕救济或福利理念及政府政策、实践的研究成果没能全面揭示抗战时期国民政府实施医药救济或福利的历史实相，而要实现这一点，则应该全面、透彻地研究抗战时期国民政府的公共卫生建设。

---

①　崔家田：《全面抗战时期河南红十字运动的历史经验》，《河南师范大学学报》2010 年第 5 期。

②　岳宗福、杨树标：《近代中国社会救济的理念嬗变与立法诉求》，《浙江大学学报》2007 年第 5 期。

　　另外，还有一些学者在研究传染病、城市近代化、传教士、卫生社团、公共卫生专家、中西医冲突与融合、公共卫生意识变迁等主题时，也涉及抗战时期国民政府公共卫生建设问题。但由于其研究的重心不在公共卫生建设，犹如隔靴搔痒，有些未及展开之憾。

　　概括而论，学界关于抗战时期国民政府公共卫生建设的研究呈现以下几个特点：第一，就对象而言，主要针对重庆、湖南、江西、云南等少数省市，缺乏对抗战时期四川公共卫生建设整体性的、全方位的研究；第二，就主题而言，主要围绕公共卫生的机构建设、防疫、卫生管理等方面展开，而对妇幼卫生、学校卫生、公共卫生宣传教育、公共卫生人才培养、公共卫生经费、公共卫生意识等主题则涉及甚少；第三，就方法而言，主要是个案实证和微观论述，较少宏观与微观相结合，把公共卫生与政治、经济、文化、社会心理等整合起来的研究。而研究其他主题附带涉及公共卫生建设的成果，则只能使笔者从中窥"公共卫生"之一鳞半爪，提供某些研究的参照、反思或线索。因此，对于抗战时期四川公共卫生建设研究，还有进一步深入展拓的必要性。尽管如此，既有的研究成果理所当然是笔者研究的基础和起点。

四　史料概况

　　"横看成岭侧成峰，远近高低各不同。"对历史研究而言，不同的资料决定了不同的研究视角，资料越丰富其所论证的主题也就越生动、越丰富，所得出的结论也就愈加接近真实的历史本体。因此，尽可能多地收集相关史料，对研究者就非常必要。根据研究需要，本书主要以民国时期的档案、期刊、报纸为研究资料，下面分类作一简述：

（一）档案

　　档案资料是历史事实重建的重要基础，也是支撑本书最关键的史料。本书所参考的档案主要来自以下现在的三个档案馆：即四川省档案馆、中国历史第二档案馆、成都市档案馆。在国民政府系统中，抗战时期卫生署系统、社会部系统及赈济委员会系统是当时的国民卫生服务的主要提供机关，因此笔者主要参阅了当时的中央政府、四川省和成都市政府相关机关的档案资料，而四川省卫生（实验）处①的档案占了全部档案的最大份额。当时的四川省卫生（实验）处有关抗战时期的档案共计 4000 余卷，笔者调阅数百余卷，耗费时间近一年。通过此种档案，当时的四川省卫生（实验）处在抗日战争期间的发展脉络、实施卫生工作的方方面面，及其与各相关部门的协作、配合等都能了然。中国历史第二档案馆所藏当时的国民政府卫生署的有关档案，对认识四川医疗资源在全国所占比例的变化提供了重要的参照，是研究四川这一局部所不可或缺的珍贵资料。而现在的成都市档案馆的资料也为本书提供了多维的认识角度，但档案资料也有其局限性，其最大的缺陷在于以本位出发的思维方式，易于陷入美化自身的窠臼。因此，在使用档案时，需要具有批判的眼光，与其他资料相互印证。

（二）报刊资料

当时的四川省卫生（实验）处所办的的机关刊物《卫生通讯》是本书参考的最重要的期刊。《卫生通讯》创刊于 1941 年 3 月，终刊于 1944 年 12 月，前后共 44 期。从 1939 年 5 月四川省卫生（实验）处成立至 1941 年 3 月，四川省政府主办的卫生机构已经多达 50 余个。当时的四川省卫生（实验）处为适应需要，避免"各单位发生隔膜"和工作上"发生障碍"，遂创办了《卫生通讯》。四川省卫生（实验）处处长陈志潜在"发刊词"中将刊物定位为"本省公共卫生从业员的刊物"。②

《卫生通讯》各期的主要内容有：

> 第一，工作介绍：包括省卫生实验处、市县卫生机构的工作概况、工作总结、工作布置、工作动态、报表及卫生行政会议记录等等；第二，领导人寄语：卫生署署长金宝善、四川省政府主席张群、四川省卫生实验处处长陈志潜等对四川省卫生机关工作人员的希望、要求及勉励；第三，医政时论：四川省卫生工作人员对本国医疗卫生

---

① 1939 年 5 月，四川成立四川省卫生实验处，1941 年 10 月，改组为四川省卫生处。本书正文统称为四川省卫生（实验）处，书名及引文未作改动。

② 《发刊词》，载《卫生通讯》，1941 年 3 月第 1 期。

政策的评议、对他国卫生事业的介绍；第四，卫生技术介绍、运用及
推广。此方面的内容，用以达到给基层卫生人员以技术指导之效。

　　由于为当时当事人所办，《卫生通讯》提供了大量适时的、生动的四
川卫生工作开展情况，在一定程度上弥补了档案生硬、刻板、晦饰的缺
点。利用之与档案互相补充，对理解具体的历史情境及历史人物提供了可
资凭借的考察依据，具有很高的史料价值。以往学者在研究抗战时期四川
公共卫生事业时，几乎没人采用这一期刊资料，甚为遗憾。
　　《社会卫生》和《战时医政》是本书参考较多的另外两种期刊。
　　《社会卫生》是由当时的民族健康运动委员会在重庆《中央日报》上
发行的社会卫生副刊变化而来。由于《中央日报》篇幅的限制和副刊发
行时间的延长，导致稿件拥挤无法刊出。当时的社会卫生副刊的编辑们征
得民族健康运动委员会的"赞成和助成"①，遂创办了一个专门的杂志，
即《社会卫生》。《社会卫生》创刊于 1944 年 6 月，终刊于 1947 年 6 月，
前后共发行 17 期。其创刊于陪都重庆，1946 年 3 月迁往上海出版。关于
期刊的目标，编者强调，"我们认为促进民族健康的途径固然很多；然而
最重要的还在国民能厉行健康生活，政府能普及卫生设施，因此我们的目
标，也在如何鼓励国民厉行健康生活，如何协助政府普及卫生设施。我们
很直率坦白地提供许多资料、问题以及途径和方法来供政府及社会人士研
究、探讨、参考和采用。因此编辑的方针，务求实际不尚空论"。②
　　《战时医政》出刊跨越 1938 年 3 月至 1945 年 12 月，1938 年 10 月至
1939 年 10 月，曾休刊。其创刊于湖南长沙，1939 年 11 月起迁至重庆出
版，共出刊 49 期。关于出刊的目的，"发刊词"申明，"我们是站在医政
的本位上，打算替国家做些有效的工作，更愿意为全国医药卫生界来服
务，这个使命就是要联合我们医药界的阵线在政府领导之下团结一致的参
加抗战，关于医政各项重要问题，我们要在战时尽量发挥宣传力量，尽量
提出公开商讨，尽量力谋精诚团结，尽量调整医事人才和医务工作，这都
是战时必不可少的任务，希望全国医药界同仁明了这个重要意义，扶助这

---

① 　编者：《创刊辞》，载《社会卫生》（创刊号）1944 年 6 月第 1 卷第 1 期。
② 　同上。

战时的医政能够积极完成"。① 在 1939 年 11 月的"复刊辞"中，编者除强调"在精神上则仍与上次一贯"，同时进一步指出，"本刊不怀偏见，不分派别，不广告化，不商业化，不唱高调，但也不唱低调，只想对于目前的医政医事和医学学术，老老实实说几句由衷的话，作一些诚恳的建议，做一点言之有物的报告"。②

《社会卫生》是一种社会期刊，内容分为医政时论与学术研讨两大部分。而《战时医政》除了医政时论和学术研讨外，还包括相当多的抗战时期卫生工作简报。对本书价值最大的是两种刊物所刊载的医政时论方面的内容。③ 从两种刊物的投稿者来看，主要为两类人。一类为当时医政界的专家，从国民政府中颇具声誉的陈果夫，到当时的卫生署署长金宝善、卫生署简任视察陈万里、四川省卫生（实验）处技正侯子明等属于此类。第二类为医学界的专家，如胡安定、余云岫、俞松筠、杜公振等都是当时医学界有相当影响的人物。从医政时论的倾向性来看，既有政界领导人的主张，也有专家学者的个人观点。但是，从总体上说，作为政府认可或主办的在国内有相当影响的刊物，其代表了抗战时期中国医政界和医学界的主流观点。但由于在抗日战争中，医疗卫生事业至关重要，政府的医疗卫生政策尚在探索之中，再加上医疗卫生政策与专门技术相关，医学专家的意见显得相对重要。所以，医政时论尚有较为广阔的发挥空间，并具有相当的建设性和开放性。一些医学专家更是坦白的指出国民政府卫生政策的不足之处，作出公开的批评，并就战后中国国家医疗卫生事业发展的方向，提出自己的见解。解读文本需要分析文本所处的语境。两种期刊的医政时论为解读抗战时期四川公共卫生建设这一具体的文本所处的语境提供了极为有益的帮助。

此外，笔者还参考了《妇婴卫生》、《儿童福利》、《中国红十字会会务通讯》、《中华医学杂志》等期刊，它们提供了理解本书主题的多维角度，拓展了笔者的思维空间，对本书而言，也是必不可少的。

报纸是观察社会的风向标。对于与人、社会、国家都密切相关的生命

① 志明：《发刊辞》，载《战时医政》1938 年 3 月第 1 卷第 1 期。

② 《复刊辞》，载《战时医政》1939 年 11 月第 2 卷第 1 期。

③ 《社会卫生》在前期刊发的医政时论更多，观点也更为大胆，因此其对本研究价值最大的还在前期，而本书也主要参考其从创刊到 1945 年 7 月间的文章。

医疗史课题，报纸当然是必须参考的资料。本书主要参考的报纸为《新新新闻》。《新新新闻》日报在抗日战争初期发行量曾高达 2.2 万余份，位居四川各报之首①，省市新闻版占全部报纸新闻版面的近三分之二，号称"成都市民生活的万花筒"②，是研究抗战时期四川的必要参考资料。笔者对其在抗日战争期间所刊载的与主题相关的报道，全部予以收集。

（三）汇编资料和统计资料

汇编资料和统计资料是当时人或后世人按一定主题归纳整理的资料性质的史料，通常指有关单位，尤其是官方所公布的法规、文件或数据等，此种史料在选材上凸显出作者的主观性，但在内容上又具有一定的客观性。

《卫生统计》是全面抗战爆发后，当时的国民政府"为适应非常时期之需要"，由当时的内政部统计处和卫生署共同摘要编辑的行政应用统计专刊之一种，于 1938 年 9 月印行出版。全书由"卫生机关之组织、卫生行政经费、医药设施、防疫设施、体格及寿命、死亡统计"等六部分组成。对民国时期，尤其是 1928 年至 1937 年间当时的中央及各省的卫生事业沿革及现状有较全面的反映。

《卫生法规》是由曾宪章主编，于 1947 年 9 月由大东书局印行的现行重要法规丛刊之一种。编者将卫生法规分为医政类、保健类、防疫类、官制官规等四类。对民国时期国民政府公布的卫生法规几乎全部收入，提供了管窥抗战时期国家卫生事业发展、变迁历史的详尽立法史料。

《革命文献》共 101 辑，是由秦孝仪主编，在我国台湾地区出版的一套大型资料性质的图书。本书主要参考其中 7 辑，即第 80 辑、第 96 至 101 辑。第 80 辑为那一时期国民党历届历次中全会重要决议案丛编，其中包括对抗战时期重大卫生政策的决议。第 96 至 101 辑为社会建设史料，收录了大量抗战时期国民政府社会工作方面的工作规划、报告、总结、会议记录、法规章程，以及各种统计性资料等，涵盖抗战时期社会事业的方方面面，是研究抗战时期社会事业的必备参考书，具有较高的史料价值。

---

① 王伊洛的博士学位论文《〈新新新闻〉报史研究》（2006 年），第 186 页。
② 同上文，第 176 页。

五　研究目标、方法与写作思路

本书旨在通过对抗战时期国民政府在四川实施公共卫生建设史实的重建，勾勒出在川民众接受公共卫生服务的完整画面，弥补民国社会医疗史研究中仅仅关注特殊社会群体，而忽略当时的国民政府实施的面向全体社会成员的"具有现代意义的"公共卫生服务——这一客观历史所形成的认识偏差，以此深化抗日战争史和四川现代史研究。

本书采用的研究方法主要有：

第一，注重实证，以问题为中心。已故著名历史学家刘大年先生认为，"抗日战争研究是科学研究，科学研究的头一条就是在于遵守事实，保持客观性"。[1] 笔者深以为然。以第一手史料，如档案、报纸为基础，致力于相关历史史实的重建，问题型研究是本书的一大特色。与此相适应，本书落笔的重点在于历史过程或历史事实本身，而非对历史过程的评论。

第二，具体深入的区域史研究。无庸讳言，本课题是一个区域史课题。与近年来众多考察抗战时期甚或民国时期涵盖社会救济、福利方方面面内容的宏观、全局性研究不同，本书的主题及论域有明确的限制。力图将一个具体而微的论题来龙去脉弄清说透，还原其历史的真实，是笔者致力追求的目标。

第三，注重从抗日战争形势与区域地位、社会情势互动的角度来考察"抗战时期四川公共卫生建设"。抗日战争形势、四川在全国所占的战略地位、抗战时期四川的社会需要和社会问题在抗战时期都处于不断的发展和变化之中，而三者又互相影响，并直接作用于抗战时期四川公共卫生建设这一主题。只有将抗战时期四川公共卫生事业置于广阔的社会历史背景中，才能更好地理解其萌动、发展、变迁的历史。

根据上述思考，本书按照下列思路展开：全书除绪论外，共分六章。第一章　抗战时期四川公共卫生建设的背景：简要介绍全面抗战爆发前四川公共卫生事业的现有状况，并分析全面抗战爆发后四川战略地位和社会

---

①　刘大年：《抗日战争时代》，中央文献出版社 1996 年版，第 3 页。

情势的变化，及其对抗战时期四川公共卫生事业发展的影响。第二章　公共卫生机构概述：从抗战时期全川公共卫生机构体系的形成、公共卫生机构的结构与运作两个方面进行分析。第三章和第四章是本书的主体，陈述抗战时期四川公共卫生建设涵盖的主要内容。第三章　一般社会成员的公共卫生服务：根据内容的不同，将一般社会成员的公共卫生服务分为疫病预防与治疗、战伤救护、疾病治疗等三个方面进行介绍。第四章　特殊社会群体的公共卫生服务：妇幼、学生、公务员是政府给予直接经济补贴或重点公共卫生服务的三大社会群体，本章分节论述其接受公共卫生服务的情况。第五章　政府对社会力量的组织和国际援助：卫生行政系统在公共卫生建设的过程中，得到了来自国内外的多方支持、协作和援助。本章从教会卫生力量、其他社会力量、国际力量三个方面阐述这一问题。第六章

　抗战时期四川公共卫生建设评说：笔者就抗战时期四川公共卫生建设面临的困难、成就和社会影响、局限等问题展开讨论，以便形成更为广泛的对话基础。

第一章

抗战时期四川公共卫生建设的背景

抗日战争爆发前，四川公共卫生建设与同时期的全国相比，显得非常落后。全面抗战爆发后，国人对"人力"这一重要战略资源的价值有了更警醒的认识。1937 年底，当时的国民政府迁都重庆，四川成为"复兴民族之根据地"①。社会及民众对公共卫生事业的需求在四川变得日益迫切和必要。在此背景之下，现代意义的四川公共卫生事业以前所未有的速度发展起来，并由此进入四川现代史上公共卫生事业大发展时期。

第一节 抗战前四川公共卫生事业概况

川政统一以前，四川由于长期军阀混战，根本谈不上有政府主办的公共卫生事业。抗日战争爆发前，四川的公共卫生事业与同时期的全国相比，显得非常落后。当时的国民政府奠都南京后，于 1927 年 4 月设立内政部，置卫生司，掌管卫生行政事宜；于 1928 年 11 月 11 日设卫生部，在全国提倡医药卫生事业。1931 年全国有江苏、浙江、湖北、湖南、云南、察哈尔 6 省列有卫生行政经费支出项目（详见表 1—1）。至 1936 年，全国有卫生行政经费支出项目省份增至 16 省，而尤其以青海、江西、陕西占岁出总数的百分比最高，分别为 3.52%、2.25%、1.85%，而四川则几乎没有专门的卫生经费支出（详见表 1—1、表 1—2）。1936 年全国九大城市平均卫生经费支出占其总支出的 6.50%，其中又以南京、广州、

---

① 蒋介石：《四川应作复兴民族之根据地》，引自黄立人《抗战时期大后方经济史研究》，中国档案出版社 1998 年版，第 7 页。

青岛、杭州四城市年人均享受的卫生经费最多，分别为 1.06 元、0.82 元、0.62 元、0.54 元（详见表1—3）。

表 1—1　　　　　　各省历年卫生行政经费支出数目统计①

省　别	1931 年		1932 年		1933 年		1934 年		1935 年		1936 年	
	数目（元）	指数	数目（元）	指数	数目（元）	指数	数目（元）	指数	数目（元）	指数	数目（元）	指数
江苏	54120	10000	52418	9686	52418	9686	203513	37610	243410	44976	229542	42414
浙江	104280	10000	98172	9414	229800	22037	238230	22845	329280	31577	106864	10248
安徽												
江西			—		—		46296	10000	230840	49861	599613	129516
湖北	347335	10000	173241	4988	136146	4496	195460	5627	57466	1654	67174	1936
湖南	167058	10000	168312	10075	158112	9464	300000	17958	195042	11675	138588	8295
四川												
西康												
山东	—		—		—		—		—		—	
山西	—		103975	10000	80880	7779	81399	7829	81399	7829		
河南	—		40736	10000	37136	9116	34736	8527	34736	8527	45369	11137
河北	—		3860	10000	3860	10000	2150	5570	2150	5570	48000	124352
陕西	—								312356	10000	281466	9011
福建	—		—		—		—		161920	10000		
广东	—						—		—			
广西					190005	10000	609958	32102	930559	48976	592106	31162
云南	11055	10000	12465	11275	—		—		—		—	
贵州			15265	10000	21098	13821	21969	14392	29293	19190	62248	40778
甘肃			—		—		47774	10000	53774	11256	83774	17535
青海	—		36000	10000	36000	10000	25200	7000	36000	10000	39600	11000
宁夏	—										74820	10000
新疆	—											
绥远	—										12516	10000
察哈尔	26304	10000			26304	10000	50304	19124	52548	19977	24000	9124

　　本表原附注："1. 表中二十至二十四年度（即1931年至1935年）数字，均录自主计处编印之《岁计年鉴》；二十五年度（即1936年）数字，则系根据当时的财政部整理地主捐税委员会编印之《二十五年度各省市县地方预算分类统计》内容编列。2. 指定基期，均以所得材料最早之年度为准。3. 表中数目栏内划有横线者表示无此项支出，空白者表示未据造报。"

――――――――――――

　　① 参见内政部编印《战时内务行政应用统计专刊第五种——卫生统计》，1938 年，第23页。

表1—2　　　　　　　　1936年各省卫生费占总支出之百分数①

省　别	岁出总数（元）	卫　生　费	
		数目（元）	占岁出总数之百分数
江苏	27889938	229542	0.82
浙江	28938578	106864	0.37
安徽	15422906	—	
江西	26625295	599613	2.25
湖北	19828613	67174	0.34
湖南	19882919	138588	0.70
山东	26735170	—	
河南	23226244	45369	0.20
河北	20457445	48000	0.23
陕西	15191659	281466	1.85
福建	19424317	161920	0.83
广东	34198518	—	
广西	43736544	592106	1.35
贵州	7030914	62248	0.89
甘肃	5353740	83774	1.56
青海	1125048	39600	3.52
宁夏	4386623	74820	1.71
绥远	3101857	12516	0.40
察哈尔	3218750	24000	0.75
合计	345775078	2567600	0.74

　　1937年统计显示，全国"设有卫生院者二四二县……县卫生院之在苏浙赣闽四省者达一九四占总数百分之八十"②，而四川仅有1937年9月成立的新都实验县卫生院1所。1938年以前，四川省没有设立专门的卫生行政机关，全省的卫生行政事宜概由当时的省政府民政厅第二科负责管

---

　　① 内政部编印《战时内务行政应用统计专刊第五种——卫生统计》，1938年，第24页。
　　② 《关于善后救济计划金宝善与蒋廷黼的来往磋商函件和有关材料》（民国三十四年四月），中国历史第二档案馆藏档案，全宗号：372，案卷号：8。

理。1938年5月，四川才设立卫生委员会，统筹全川卫生事宜，但实际上该委员会并没有什么作为。全省卫生事业尚处于"卫生行政，实无可陈述"，"上焉者，略作施诊舍药工作，即认为已尽卫生行政之能事。下焉者，并此而无之"的状况。① 陈志潜博士的观感正好印证了这一说法。

表1—3　1936年各市卫生费占总支出之百分数及每人所享受之卫生费统计②

市　别	岁出总数（元）	卫生费		人口数（人）	每人所享受之卫生费数（元）
		数目（元）	占总支出之百分数		
南京	10971801	1076340	9.81	1019148	1.06
上海	12683928	440764	3.48	2126603	0.21
北平	7969414	570107	7.15	1550561	0.37
天津	6359128	393998	6.20	1081072	0.36
青岛	7217855	320546	4.44	514769	0.62
威海	434806	16970	3.90	222247	0.08
广州	11959369	939296	7.85	1142829	0.82
汉口	4185320	146430	3.50	766315	0.19
杭州	2323380	312072	13.43	574439	0.54
合　计	64105001	4216523	6.57	8997983	0.47

1939年5月，在国内已有相当影响的公共卫生专家陈志潜受邀回到成都主持四川省的公共卫生事业。论及当时四川的公共卫生状况，他指出，"在我就任时，省内没有任何类型的公共卫生组织机构，即使在省会成都也没有卫生部门"。③ 针对省会成都市的公共卫生状况，他进一步指出，"我发现在我逗留在外的18年中，成都的卫生状况无所改善，教会学校和医院对人民的健康情况有一定程度的影响，但主要是慈善性工作，而国人自己并未真正努力改善公共卫生"。④ 作为省会城市的成都尚且如此，四川其他地方的情形显得更糟。全面抗战爆发后，国民政府迁渝，四

① 内政部编印：《战时内务行政应用统计专刊第五种——卫生统计》，1938年，第18页。
② 同上书，第25页。
③ 陈志潜：《中国农村的医学——我的回忆》，四川人民出版社1998年版，第123页。
④ 同上书，第122页。

川战略地位日益重要。政府主办卫生事业才提上议事日程。1939 年 5 月，四川成立四川省卫生（实验）处，隶属于当时的省民政厅，陈志潜博士被委任为当时的四川省卫生（实验）处处长。当时的四川省卫生（实验）处的成立是四川省医药卫生事业发展史上的一件大事，标志着抗战时期四川公共卫生事业进入快速发展的时期。

四川省卫生（实验）处成立后，"为明了本省各市县原有卫生医药机关之设置情形及办理概况，特拟订各市县卫生医药机关调查表，呈由省府通令各市县填报"。① 通过分析此次调查统计的资料，可以对抗战时期四川公共卫生事业发展初期的状况有更明确的认识。

四川以 137 市县②计，截至 1939 年底"已有报告到处 ［四川省卫生（实验）处——引者注］者共计 112 市县"，其中 31 个县报无医药设备，未报县 24 个，一县（资阳县）为空白。根据当时的四川省卫生（实验）处给四川省政府的报表，笔者将调查概况整理如下（详见表 1—4）。

表 1—4　　　　　　　1939 年四川各市县卫生事业统计概况③

医院数目		诊疗所数目				卫生院数目
		西医		中医		
公立	私立	公立	私立	公立	私立	
14	55	29	50	12	64	9④

表 1—4 显示，1939 年四川全省公立医院、诊所共计 55 个，私立医院、诊所 169 个。私立医院、诊所占绝对优势，是公立医院、诊所的 3 倍以上。需要明确的是，私立医院、诊所为营利性质，当时的四川省卫生（实验）处成立前的公立医院、诊所也多不具备公共卫生性质。⑤

---

①　《四川省卫生实验处及附属机关呈送二八年度五至十二月工作报告》，四川省档案馆馆藏档案，全宗号：民 113，案卷号：117，第 44 页。

②　报表中所列数如此。

③　《四川省卫生实验处及附属机关呈送二八年度五至十二月工作报告》，四川省档案馆馆藏档案，全宗号：民 113，案卷号：117，第 44—49 页。

④　其中 8 家是四川省卫生（实验）处成立后才建立起来的。

⑤　因为政府既不补贴经费，也对其缺乏有效的管理。

当时的四川省卫生（实验）处分析调查资料，在上报当时的省政府的工作报告中指出，"据已填报之调查表观之，完全缺少卫生医药机关之县份竟占全省县数百分之二十强（31/137＝22.63％——引者注）；新医生（俗称西医生）之数目亦只二百九十八人，即以本省人口四千五百万计之，约十五万余人始分配得一新医师，较诸欧美国家医院林立，每数百人即有一医师为之诊察治疗者，实瞠乎其后"。① 1937 年，全国登记的包括医师、药师、药剂生、牙医师、助产士、护士在内的医事人员总数为21262 人②，以 1937 年的数据计，四川省拥有的"新医生"数只占全国医事人员总数的 1.40％（298/21262＝1.40％）。有鉴于此，四川省卫生（实验）处指出，"欲弥补本省各县卫生医药机关之缺乏必须加紧促成各县卫生院之设立，欲弥补本省各县新医人数之不敷尤须亟于造就卫生技术人员"。③

第二节　战略地位的提升推动公共卫生建设

抗日战争的全面爆发与四川战略地位的提升，在逻辑上构成因果关系。战争改变了中国原有的地域政治分布态势。旧的政治中心——中国东南区域因战争而失去了其固有的地位。1937 年底，国民政府迁都重庆。以重庆、四川为中心的西南区域一跃而成为当时中国新的政治、经济、文化中心，为名符其实的"复兴民族之根据地"。1939 年 10 月 7 日，蒋介石正式出任四川省政府兼理主席，被时人视为"四川政治的一个新纪元"。④ 单从兵员供给这一项来看，从 1941 年开始，四川壮丁供应量即超过河南，连续 5 年居全国第一位。⑤ 战略地位的提升成为推动抗战时期四川公共卫生事业发展的最主要的动因之一。这一论点可以从以下两个方面

---

① 《四川省卫生实验处及附属机关呈送二八年度五至十二月工作报告》，四川省档案馆馆藏档案，全宗号：民 113，案卷号：117，第 49 页。

② 内政部编印：《战时内务行政应用统计专刊第五种——卫生统计》，1938 年，第 34 页。

③ 《四川省卫生实验处及附属机关呈送二八年度五至十二月工作报告》，四川省档案馆馆藏档案，全宗号：民 113，案卷号：117，第 49 页。

④ 《社论·川政新纪元》，载《新新新闻》1939 年 10 月 8 日第 5 版。

⑤ 何应钦：《八年抗日战争之经过》，四川省档案馆馆藏历史资料（军警特宪类），案卷号：3—281—1（1）。

得到印证。

一　战略地位的提升促进当时的中央政府加大对四川发展公共卫生事业的政策、财力、人力支持

作为一项新兴的，需要大量人、财、物力投入的社会事业，地区公共卫生事业的发展状况与国家的政策、财力支持有密切的关系。当时的公共卫生事业被认定为不收费的服务事业。现在四川省档案馆收藏的《四川省各县卫生院收费办法》规定"为实施公医制度起见，凡一切医药皆以不收费用为原则"。① 医药不收费，就决定了所花药品费用、工作人员的薪资等完全靠各级政府的投入。因此，当时的各级政府的重视和扶持成为当时四川公共卫生事业存在和发展的必要条件。这一项条件因抗战时期四川战略地位的提高而得以具备，其表现为以下两点：

首先，蒋介石、孔祥熙、贺国光等人都直接过问或特别关注过四川的公共卫生事业。在蒋介石兼理川政时期，成都成为"委员长兼理省分首善之区且为中外人士观瞻之地"②，受到国民政府的高度重视，其医药卫生事业亦受到特别关照。陈志潜在致贺国光的函件中曾言："前月赴渝，弟承孔副院长（孔祥熙——引者注）召见"，因为"成都为委座兼理省分首善之区"，因此，孔祥熙在召见时"殷切垂询此间卫生工作"。③ 陈氏致信贺国光所言情况表明当时的国民政府对成都公共卫生事业的重视与四川在当时的战略地位关系颇为密切，与蒋署理川政尤其相关。事实也正复如此。1939 年，当时的四川省卫生（实验）处提出成都市卫生事务所的设置计划，但因涉及成都市政府、省会警察局等多个行政机关，因此"经几番磋商，关于经费问题，终未得具体解决"。陈志潜尽管作了"最大的努力，亦不能实现"。④ 蒋介石到成都，立即"召见"陈氏，"勉谕推进

---

① 《四川省各县卫生院收费办法》，四川省档案馆馆藏档案，全宗号：民 113，案卷号：112，第 31 页。

② 《省卫生实验处二十九年一月至三月工作报告》，四川省档案馆馆藏档案，全宗号：民113，案卷号：49。

③ 《陈志潜致贺国光函件》，成都市档案馆馆藏档案，全宗号：38，目录号：5，案卷号：26，第 25 页。

④ 《成都市卫生事务所筹备成立经过》，载《卫生通讯》1941 年 10 月第 8 期。

本市卫生"。① 贺国光奉"委座谕"②，亲自主持召开四川省、市各行政机关参加的市容整顿会议，问题马上解决。时任成都市市长杨全宇、省会警察局局长戴颂仪皆表示"赞同无异"，当时的成都市卫生事务所遂于 1941年 5 月顺利成立。③ 在筹设边区医疗队时，陈志潜也曾呈文省政府，强调其"等因"之一为"蒙兼理主席召见面谕注意边区卫生工作"④，并遵照"兼理四川省政府主席蒋手订《四川省施政纲要》庚项规定'筹设边区医院'"⑤ 办理，陈氏上述理由各方自然亦不可小视，办理十分顺当。

当时的四川省政府主席张群也将公共卫生事业的发展特别归功于蒋介石。在 1941 年 3 月，四川首届卫生行政技术大会上，张群回顾四川公共卫生事业发展历史时指出，"前年委员长兼理主席时，曾手订四川施政纲要，公共卫生便包含在这个纲要之内，去年的川康经济建设纲要，其中也列有公共卫生这一部门。由此可见委员长对于公共卫生建设的极端重视"。⑥ 他认为，"在委员长兼理川政时代，四川公共卫生行政已经奠定基础"。⑦

其次，从当时的政策上看，与新县制等其他抗战时期重要政策举措一样，公共卫生事业也是以四川为实验区，再向全国其他地区推广的。新县制是抗战时期四川乃至全国对县级政权影响最大的一项政治改革。1939年 9 月公布之《县各级组织纲要》规定县为集"管教养卫"于一体的自治单位。⑧ 而公共卫生建设便包含在"卫"之中。时任四川省政府主席的

①　《为呈修正成都市卫生委员会组织规程成都市卫生事务所组织规程等暨经费筹措办法仰恳鉴核示遵由》（民国二十九年五月十六日）成都市档案馆馆藏档案，全宗号：38，目录号：5，案卷号：27。

②　《贺国光致陈志潜函件》，成都市档案馆馆藏档案，全宗号：38，目录号：5，案卷号：26，第 41 页。

③　卫生处会计室：《本省卫生事业与经费》，载《卫生通讯》1943 年 5 月第 27 期。

④　《呈为呈请转请中央补助边区医疗队及成都市整顿市容与公共卫生经费仰祈鉴核定遵由》（民国二十九年六月十九日），四川省档案馆馆藏档案，全宗号：民 113，案卷号：179，第 1 页。

⑤　《四川边区医疗队组织计划》，四川省档案馆馆藏档案，全宗号：民 113，案卷号：179，第 27 页。

⑥　《张主席训词》，载《卫生通讯》（四川全省卫生行政技术会议专号）1941 年 4 月第 2 期。

⑦　同上。

⑧　章伯锋、庄建平主编：《中国近代史资料丛刊之十三——抗日战争》，《政治》（上），四川大学出版社 1997 年版，第 420 页。

张群指出，"一般人的看法，所谓'卫'，不过认为能防匪打匪，或在空袭中能防卫一切，便觉满足，换一句话说，'卫'仅能限于地方自卫队之类，也就是只知注重有形侵害的防卫。殊不知有许多无形的侵害在人世间存在，而这些无形的侵害都被一般人忽略了，而不知去防卫它。譬如：天气寒暑变更对人身体发生的影响，以及到处潜伏人眼不能看到的细菌，都是无形的侵害。对于这些无形的侵害，有些讲求卫生甚或身负卫生之责者，也不能以身作则，去防卫这些无形侵害，而把它忽略了；至于一般人，对这些无形侵害更异常忽略丝毫不加注意。在行政系统上与意义上讲，公共卫生应属于'卫'字里面，技术与行政相配合，有形侵害固然要防卫，无形侵害也一样要防卫。公共卫生技术人员与保安队或警察一样，他们为防卫有形的侵害而拼命，公共卫生技术人员也要对无形侵害抗战而拼命"。① 新县制实行后，当时的行政院先后颁布了《县各级卫生组织大纲》② 和《县卫生工作实施纲领》③。两项文件对于新县制中的公共卫生建设作出较明确的规定，促进了县级公共卫生事业的发展。1943 年，当时的国民政府施政方针进一步要求，"基层卫生建设应即促进，以配合新县制之推行，并逐步实施公医制度"。④ 1944 年，当时的卫生署在确定"工作之重心"时，即"案奉军事委员会委员长蒋本年一月七日机秘甲字第八三二四号手令"，确定"协同社会内政二部推行公共卫生与公医制度"，并要求各项公共卫生措施"先以重庆及其附近各县为实验区，然后推广至四川全省及其他各省"。⑤

　　当时的国民政府卫生署采取投放资金、人才支持、与地方卫生机关合作、直接在川办理卫生机关等形式，扶持四川公共卫生事业。根据有关资料，笔者将相关事实列举如下：

　　第一，璧山县因邻近抗战时期的首都，有特殊的地理优势，当时的卫

---

　　① 《张主席训词》，载《卫生通讯》（四川全省卫生行政技术会议专号）1941 年 4 月第 2 期。

　　② 《县各级卫生组织大纲》，四川省档案馆馆藏档案，全宗号：民 113，案卷号：145，第 16—20 页。

　　③ 曾宪章编：《卫生法规》，大东书局 1947 年版，第 87—93 页。

　　④ 《民国三十二年度国家施政方针（摘录）》，载《卫生通讯》1943 年 1 月第 23 期。

　　⑤ 《卫生署三十三年推行公共卫生与公医制度实施办法》，四川省档案馆馆藏档案，全宗号：民 113，案卷号：16，第 3—6 页。

生署卫生实验院"择定璧山县卫生院为实验县卫生院，每年拨发三万元或三万元以上之经费补助该卫生院作为实验经费"。①

第二，1939年，当时的卫生署补助四川省卫生（实验）处经费"10000"元。②

第三，当时的卫生署在内江、绵阳、乐山、黔江、峨眉各设公路卫生站一站。公路卫生站由卫生署开办并直接管辖，计每站投入开办费13333元，经常费每年23304元整（每月1942元）。③

第四，1940年，当时的卫生署为推行公医制度补助四川公共卫生建设以下四项："全县卫生各级机构整个设置实验县一县"；"县卫生院之设置一县至三县"；"高级卫生专门人材之设置一人至三人"；"环境卫生给水工程之设置费四千元"。④

第五，1940年至1941年前后，为协助地方做好空袭救护工作，当时的卫生署不但派出救护队协助救护工作，还"拨助各县市"、"空袭救护经费"⑤、"器械设备费"及"药品材料费"。⑥

第六，1941年当时的卫生署三年计划规定，"四川应充实卫生机构之县，约为五十五县，由中央酌量补助设备费及经常费"。⑦

第七，当时的卫生署补助经费，协助四川省卫生（实验）处在成都、简阳、遂宁、南充等四县成立灭虫治疥站。⑧

第八，1944年四川鼠疫检查，由当时的四川省卫生（实验）处与中央卫生实验院传染病研究所合作办理。⑨

---

① 《中央卫生实验院与四川省卫生处合作办法》，四川省档案馆馆藏档案，全宗号：民113，案卷号：5，第61页。

② 《四川省卫生实验处及附属机关呈送二八年度五至十二月工作报告》，四川省档案馆馆藏档案，全宗号：民113，案卷号：117，第4页。

③ 《内政部卫生署公路卫生站计划大纲》（1940年），中国历史第二档案馆藏档案，全宗号：372，案卷号：233。

④ 《内政部卫生署公函》（为拟定协助推行公医制度补助办法函达查照见复），四川省档案馆馆藏档案，全宗号：民113，案卷号：135，第17—18页。

⑤ 四川省卫生（实验）处：《小消息》，载《卫生通讯》1941年6月第4期。

⑥ 《为令知中央补助该院空袭救护器械药品费用已由本处发交卫生材料厂化为制药用候分发领用由》，四川省档案馆馆藏档案，全宗号：民113，案卷号：222，第1—7页。

⑦ 《卫生署草拟三年计划》，载《卫生通讯》1941年7月第5期。

⑧ 四川省卫生（实验）处：《小消息》，载《卫生通讯》1941年6月第4期。

⑨ 《卫生通讯》（省卫生处三二年度工作报告专号）1944年5月第37期。

　　第九，1944 年，江巴等二十七县由"中央各补助三十万元，或二十万元"，但所补助经费"限作充实设备之用"。①

　　第十，1944 年，当时的中央卫生实验院拨给成都第一保婴事务所国币 2 万元，专作妇婴卫生研究。②

二　相应的战略地位要求有与之相符的公共卫生事业为之服务，战略地位的提升导致公共卫生需求的显著增加

　　公共卫生事业是抗战时期极为重要的一部分，并直接关系到国家的存亡。导致抗战时期四川公共卫生需求显著增加的原因主要有三点：其一，人口骤增。抗战时期四川由西南边疆一跃而成为"民族复兴的根据地"。沦陷区的机关、企业、学校、难民、难童大量迁川。迁入的人口，尤其是难民极易带来各种疾病，尤其是传染病的流行。1939 年，"川东南各县及西北各县之大部，莫不有霍乱流行。仅以成都一市而论，是年七、八、九三月中死于霍乱者，即逾两千"。③ 1940 年川北霍乱大流行，"被灾区域达九县，死亡人数逾三万六千"。④ 传染病的流行不仅带来大量的人员伤亡，而且直接威胁到社会的安定。疫病防控成为四川贯穿整个抗战时期的公共卫生工作的中心内容。其二，拱卫重庆的安全。四川与重庆在地理位置上紧密相连。疫病的高传染性、迁移性要求四川在防疫上与重庆做好配合工作。以抗战时期四川为害最为惨烈，染病及死亡人数最多的传染病——霍乱为例。1939 年 5 月，霍乱首发于重庆难民之中，6 月传至自贡，7 月传至成都、郫县、德阳、川北一带，8 月经乐山、洪雅至雅安等传至西康地区。此次四川全省霍乱大流行，波及四川 50 余市、县，因霍乱死亡者约计不下万人。⑤ 霍乱的流行给四川尤其是重庆的社会安定造成极大的威胁。当时的重庆市卫生局局长梅贻琳急呈报市政府，请求"市区以外检疫事项请四川省政府统筹办理"，以拱

---

　　① 《省卫生处回复省参议会审查本府三十三年六月至十一月施政报告及三十四年度工作计划（关于卫生部分）》，四川省档案馆馆藏档案，全宗号：民 113，案卷号：45，第 13 页。

　　② 程美玉：《成都市婴儿死亡率及其死因》，载《卫生通讯》1944 年 8 月第 40 期。

　　③ 李仕根：《巴蜀灾情实录》，中国档案出版社 2005 年版，第 213 页。

　　④ 同上书，第 214 页。

　　⑤ 同上书，第 213 页。

卫陪都的安全。① 其三，应对日机空袭的需要。当时的政府迁都重庆后，四川的战略地位益显重要，日军也将目光转向四川，妄图以空袭为手段，摧毁中方意志。1938 年 2 月至 1944 年底，日机对四川进行了长达7 年的轰炸。其中，1939 年至 1941 年底为日机大规模轰炸四川阶段。据统计，日本侵略者至少出动飞机 7380 架次以上，对四川的 66 个市、县进行了至少 321 天的战略轰炸和扫射，投下炸弹至少有 26826 枚。② 其集团轰炸、连续轰炸、低空扫射等破坏力极强的野蛮轰炸方式造成了惨重的人员伤亡。四川民众被炸伤 26000 余人，被炸死 22300 余人。③ 空袭救护事关抗日战争前途，成为抗战时期四川最急需应对的公共卫生工作之一。

第三节　战争对公共卫生事业的刺激

战争的刺激成为公共卫生事业发展最重要的动力。这一点可以从抗战时期国内医政界和医学界较有影响的杂志及人物的言论上得到证明。

首先，全面抗战使国人对发展国家医药卫生事业的重要性和迫切性有了深刻的认识。抗战时期，中国民众的死亡率虽然没有详细确实的统计，但根据一般的估计，通常认为约为 30‰（即每千人中死亡三十人），而斯时欧美各国平均死亡率为千分之十五。中国民众的死亡率与欧美各国相比，高出一倍。④ 中日战争是中日两国间国力的较量。国民身体素质是国力的重要内容之一，"国民健康的总和也就代表这个国家民族生命力的强弱，其利害将影响到国家民族的盛衰，所以希望国家能强盛，民族的生命

---

① 《重庆市卫生局关于市区以外检疫事项请四川省政府统筹办理致市政府呈》，载重庆市档案馆、重庆师范大学合编《中华民国战时首都档案——第三卷战时社会》（内部资料），2008 年，第 234 页。

② 四川省档案馆：《四川抗战档案史料选编》，西南交通大学出版社 2005 年版，第 1 页。

③ 同上书，第 2 页。

④ 参见俞松筠《论医药救济》，载《社会卫生》（创刊号）1944 年 6 月第 1 卷第 1 期；严霈章：《卫生建设应循的途径》，载《社会卫生》（创刊号）1944 年 6 月第 1 卷第 1 期；陈志潜《战时提倡卫生的重要性——一月三日陈志潜处长广播演讲》，载《新新新闻》1940 年 1 月 24 日第 4 版。

力充足，就是使国民人人都得健康"。① 将卫生问题与抗日战争能否取得胜利，以及民族的生死存亡、国家间的竞争联系起来，是那个时候医政界和医学界较为普遍的观点。《社会卫生》的"创刊辞"指出，"我国过去因科学医药的落后，卫生设备的缺乏，国民卫生知识和习惯的缺如，以致疾病流行，死亡高超，民族的体格一天比一天衰弱，民族的精神也一天比一天萎靡，百年以来受尽列强的侵略和压迫。这种现象如果不设法改善，则抗战胜利以后，也不能与欧美强大民族并驾齐驱，民族前途的隐忧，实莫此为甚"。② 侯子明③也在《战时医政》撰文指出，"今日之国际战争，即两个国家全部人力之比赛，前方之炮火角逐，固需要大量之人力，而后方之物资生产，尤需要大量之人力，人力多固为必要之条件，人力强尤为胜利之基础，我国抗战伟业，虽已胜利在望，而建国大计尚有万绪千条，欲立国于今日列强交逐之世界，必先有健旺之国民，始能有坚实之国家，故我国人民之保健增健，在今日固极紧要，在战后尤为要紧，极应以国家之力量，作充分之实施，方法要迅速，工作要确实，这是与国家兴亡有直接关系之事业，幸勿忽视"。④ 陈志潜也表达了同样的观点。他指出，"民族健康为一个民族'自立自强'之根本条件，一个民族如失掉健康，根本谈不上'自立自强'。战后世界即使能实现和平理想，消灭'强凌弱众暴寡'之侵略行为，但在生物学观点上，亦难逃'优胜劣败天演淘汰'之公例……何况在此次战争中，我们的人力消耗过巨，元气大伤。如不注意民族健康建设，即使战争获得胜利，民族前途仍然是极其渺茫！"⑤ 认识的提高无疑是事业发展的前提。所以，在某种程度上可以说，正是全面抗战给国家医疗卫生事业的发展带来了空前的机遇。

其次，抗战时期医学界与医政界将享受医疗保健视作国民天然的权

① 陈果夫：《社会卫生之意义及其推行途径》，载《社会卫生》（创刊号）1944 年 6 月第 1 卷第 1 期。

② 编者：《创刊辞》，载《社会卫生》（创刊号）1944 年 6 月第 1 卷第 1 期。

③ 时任四川省卫生（实验）处技术室技正。参见《四川省卫生处职员一览表》，载《卫生通讯》1941 年 10 月第 8 期。

④ 侯子明：《论战后我国卫生事业之建设》，载《战时医政》1945 年第 4 卷第 5 期。

⑤ 陈志潜：《战后民族健康建设》，载《卫生通讯》1944 年 2 月第 34 期。

利，把发展国家医疗卫生事业看作是政府的责任。俞松筠①在《论医药救济》中阐发了这一观点。作者将现代的医药救济与"旧时消极的施诊舍药"区别开来，大大扩展其传统的内涵，将其界定为："现代的医药救济……其意义可以说是由以政府的力量设置医疗机关，如医院、诊疗所、疗养院等，以免费为原则使每一患病人民均可平等享受同样的治疗机会或进而预防其疾病的发生之种种措施"。② 事实上，俞松筠所说的医药救济，也就是他所认为的国家医疗卫生事业所应具有的内容。他认为，"现代的医药救济乃是政府对于国民应尽的一种义务，因为保护国民的健康是政府的职责之一，所以对于无法享受医药设施的国民，政府应该设法予以救济，基于这种观念，也可以说现代的医药救济乃是政府对于国民应做的福利事业，政府有这种责任，以促进国民的健康"。③刘冠生④也指出，"保护人民健康是近代政府重要的责职，享受政府的医药供应，也是全国人民应得的代价和权利，战后富强康乐幸福的新中国首先要保证的就是全国人民有康健愉快的生存乐趣"。⑤ 那个时期的四川省卫生（实验）处处长陈志潜在考察了印度的公共卫生工作以后，认为"印度虽然是一个殖民地，而保护民众健康的工作，比中国实在进步得多"，同时指出，"今日印度的公共卫生责任完全在政府身上"。⑥结合中国的国情，他进一步指出，"因为我们中国社会落后，政府对于民众健康，如其不负责任，则没有其他力量可求进步，如其要负责任，必须参考印度经验，作更大的努力，以求成效"。⑦

　　观念的改变直接推动了当时的政府政策的制定、实施和执行。从国民党中央来看，1941 年 4 月国民党五届八中全会通过了薛笃弼等十

　　① 时任《社会卫生》杂志社社长，抗日战争胜利后任上海市卫生局局长，并兼同德医学院卫生行政学教授。参见《编后记》，载《社会卫生》1946 年 3 月第 2 卷第 1 期。

　　② 俞松筠：《论医药救济》，载《社会卫生》（创刊号）1944 年 6 月第 1 卷第 1 期。

　　③ 同上书，第 6—13 页。

　　④ 时任卫生署简任视察。参见《卫生署三十三年推行公共卫生与公医制度实施办法》，四川省档案馆馆藏档案，全宗号：民 113，案卷号：16，第 3—6 页。

　　⑤ 刘冠生：《战后我国公医制度的展望》，载《社会卫生》（创刊号）1944 年 6 月第 1 卷第 1 期。

　　⑥ 陈志潜：《印度的公共卫生》，载《卫生通讯》1944 年 7 月第 39 期。

　　⑦ 同上。

七人提议的"切实促进卫生建设以改进国民体格增进民族健康案",该提案最主要的动因即"某三省壮丁体格不合格率达60%"。①《提案办法》共计六条,其中第一条、第二条分别规定,"中央应以普及卫生设施,实行公医制度为目标";"县乡以下卫生机关,亟须普遍设置,将卫生经费,正式列入地方预算,按照县各级卫生组织纲要规定,斟酌各省县分经济状况(或以实施新县制县分为准),划定分期完成办法,由中央予以经费及人员之协助,以树立地方卫生组织"。②当时的卫生署署长金宝善认为,"自从中央五届八中全会通过实施公医制度以来,我们的卫生行政已然有了一定的中心政策"。③"公医制度"作为那时国家卫生政策的目标确定下来,国民党中央政府在全国加大力度推进公医制度。1941年,"卫生署领取行政院特拨的公医制度经费,选派公医制度医师,分赴各省市县,协助当地政府建立基层医疗卫生机关,推行公医制度"。④1943年国家施政方针(卫生方面)再次明确规定,"逐步实施公医制度"。⑤为推进公医制度,那时的卫生署先后制定并实施《卫生署三十二年度推行公医制度人员暂行标准》、《卫生署三十三年推行公共卫生与公医制度实施办法》、《卫生署派遣推行公医制度人员暂行办法》、《卫生署公医人员考核办法》、《卫生署派遣推行公医制度人员服务办法》等文件。⑥为适应该省需要,四川也制

---

① 秦孝仪主编:《革命文献》第80辑,《中国国民党历届历次中全会重要决议案丛编》(二),"中央文物供应社"1983年版,第165—167页。

② 同上书,第165—167页。

③ 金宝善:《我国卫生行政的回顾与前瞻》,载《社会卫生》1944年9月第1卷第3期。

④ 金宝善主编:《中华民国医药卫生史料》,北京医科大学公共卫生学院(内部印行),1985年,第19页。

⑤ 《民国三十二年度国家施政方针(摘录)》,载《卫生通讯》1943年1月第23期。

⑥ 《卫生署三十二年推行公医制度人员暂行标准》,四川省档案馆馆藏档案,全宗号:民113,案卷号:136;《卫生署三十三年推行公共卫生与公医制度实施办法》(卫生署三十三保字第二四六四号丑条代电),成都市档案馆馆藏档案,全宗号:38,目录号:5,案卷号:14,第51—56页;《卫生署派遣推行公医制度人员暂行办法》(民国三十三年三月二日三十三保字第三二三六号训令),载《卫生通讯》1944年4月第36期;《卫生署公医人员考核办法》(民国三十四年六月九日卫生署公布同日施行),载《卫生法规》,大东书局1947年版,第184—187页;《卫生署派遣推行公医制度人员服务办法》载《卫生法规》,大东书局1947年版,第195页。

定了《四川省卫生处奉令派遣推行公医制度人员暂行实施办法》①。

从四川来看，公共卫生事业的发展与全面抗战的爆发有直接的关联。当时的四川省卫生（实验）处处长陈志潜指出，"在今日我全国作殊死战期间，一般人眼光看来似乎效力不易显著，举办可以从缓。殊不知此次对日抗战我国民众体格的强弱都已表现出来，凡不合标准的体格经过短期训练使其生活比较合乎卫生则健康立见改进；反过来说凡缺乏卫生工作的地方健康的壮丁在短期内即可逐渐归于衰弱。故有健康的人民才有健康的壮丁，有源源不绝的健康壮丁才有持久抗战的力量"。② 正因为"战争的教训与思想的进步"，改变了"旧日政府对于公共卫生设施不但毫无基础而且漠不关心"的状况，"使公共卫生的萌芽在本省（指四川省——引者注）发动起来了"，当时的四川省卫生（实验）处才得以"在二十八年度艰难困苦状态下产生出来"。③ 当时的四川省卫生（实验）处在强调各县卫生院建立的重要性时进一步指出，"我国自全面抗战以来民族之弱点日形暴露，尤以人民体格之不健全为人所公认。例如，大部份壮丁不合兵役之标准，全国各地时有疫病流行，凡此种种皆为削减国家民族力量之要素，因关系抗战建国之前途至深且距"。④

从地方上看，当时的南充县卫生院的设置上也能提供相似的例证。1939 年四川省卫生（实验）处成立后，顾及到"全川幅员广大、财力亦不一致，同时一律成立势不可能。兹选择与邻省接进及公路交接县份克期成立县卫生院"。⑤ 南充县于 1939 年未被四川省卫生（实验）处列入首批设立县卫生院的计划，但当时的南充县兼县长鲜英呈书省民政厅痛陈，"当此征兵期间南充因连年灾荒，人民营养不足，医药卫生素未讲求，以致征送壮丁十九不合格。证诸过去一年，事实竟有全保无一合格壮丁者，

---

① 《四川省卫生处奉令派遣推行公医制度人员暂行实施办法》，四川省档案馆馆藏档案，全宗号：民113，案卷号：136，第175—176页。

② 《四川省卫生实验处及附属机关呈送二八年度五至十二月工作报告》，四川省档案馆馆藏档案，全宗号：民113，案卷号：117，第4页。

③ 同上。

④ 《四川省各县卫生院组织计划书》，四川省档案馆馆藏档案，全宗号：民113，案卷号：219，第23页。

⑤ 《提案：四川省卫生实验处各县卫生院组织计划等件并请分令郫简等八县克速筹备开办》，四川省档案馆馆藏档案，全宗号：民113，案卷号：112，第22页。

对此项卫生院之设置需要尤属迫切"。① 当时，在南充地方人士的主动要求下，以民众教育馆为基础，南充县卫生院遂成为四川省卫生（实验）处首批成立的县卫生院，于 1939 年 11 月正式成立。②

从社会舆论上看，四川社会影响力最大的报纸《新新新闻》于 1939 年 10 月 7 日创办卫生周刊专栏，定期发表当时的政府、民间医药卫生方面的信息及普及卫生知识。首期卫生周刊由王缵绪题词，以引起民众的关注。③ 那时的四川省卫生（实验）处也于 1941 年 3 月创办机关刊物——《卫生通讯》，向四川省"公共卫生从业员"、政府各机关单位宣传卫生政策、法规、工作信息、知识，以利于卫生工作的开展，并壮大卫生工作的声势。时任卫生署署长金宝善在创刊号上题词——"川省卫生建设之曙光"④，以示支持。同时《四川日报》等大报也加大对卫生方面的报道和宣传。

综上所述，正是全面抗战的爆发启迪、教育、激励了国人对国民身体素质的关怀意识，并进而考问国民政府对国民医疗保健的责任。各级政府为适应战争的需要不得不大力发展国家医药卫生事业，使抗战时期的中国真正进入了近代史上公共卫生事业的生长期。

---

① 《南充县呈办卫生院报告》（民国二七年十一月二十四日），四川省档案馆馆藏档案，全宗号：民 113，案卷号：22，第 79—80 页。

② 《为呈报本处组织成立经过暨工作进展情形并下半年度拟办事项，仰祈衡察训遵由》（民国二十八年十一月），四川省档案馆馆藏档案，全宗号：民 113，案卷号：128，第 16—18 页。

③ 《新新新闻》1939 年 10 月 7 日第 4 版。

④ 金宝善：《金宝善题词》，载《卫生通讯》1941 年 3 月第 1 期。

第二章

公共卫生机构概述

公共卫生机构是实施公共卫生的主体，其数量和质量是衡量公共卫生事业发展状况的重要指标。从性质上看，公共卫生机构乃政府行政体系的组成部分，是"政府所设为人群谋利之事业机关"。[①]从结构上看，抗战时期四川公共卫生机构按隶属级别，分为省、市、县、县区、乡镇五个层级。从功能上看，省级公共卫生机构分为单一性、复合性两种，其他层级的公共卫生机构均为复合型。抗战时期四川公共卫生机构具有鲜明的战时特点。

第一节　全川公共卫生机构体系的形成

1939 年 5 月 16 日，当时四川第三一一次省务会议议决，正式成立四川省卫生（实验）处。同月 17 日，省政府"民秘字第一二八二八号委令"[②]，委任陈志潜为当时四川省卫生（实验）处处长。1939 年四川省政府划拨四川省卫生（实验）处经费"二十八万七千六百元"。[③]当时的四川省卫生（实验）处的成立，标志着抗战时期四川公共卫生事业的启动。四川省卫生（实验）处成立后，即将"筹设市县卫生组织"作为其工作

---

① 《为拟就三十一年度收费规则，呈请核示由》（民国三十一年一月），四川省档案馆馆藏档案，全宗号：民 113，案卷号：170，第 11 页。

② 《为呈报本处组织成立经过暨工作进展情形并下年度拟力事项，仰祈衡察训遵由》（民国二十八年十一月），四川省档案馆馆藏档案，全宗号：民 113，案卷号：128，第 16 页。

③ 四川省卫生（实验）处会计室：《本省卫生事业与经费》，载《卫生通讯》1943 年 5 月第 27 期。

的重点内容之一。尤其是在日机对四川的轰炸"变得不经常，并最终停止了轰炸"以后，该机构"开始从根本上把精力……转移为建立全省范围的卫生服务网"。① 抗战时期，四川公共卫生机构分为四川省卫生（实验）处及其直属机关和受省卫生（实验）处监督和业务指导，隶属于地方政府的卫生行政机关两种类型。

一　县卫生院

"县卫生工作与民众最为接近，为国家卫生事业之基础。"② 按照《四川省各县卫生院组织规程》规定，"卫生院隶属于县政府，受四川省卫生处之指挥监督，掌理全县一切卫生行政及技术事宜"。③ 同时，那时的县卫生院也是抗战时期四川公共卫生实施体系中影响最大、数量最多的公共卫生机关。

1939 年 7 月，四川省卫生（实验）处拟定了"四川省各县卫生院组织计划"，该计划"经准省政府第三一一次省务会议通过"。④ 按照计划，1939 年，四川省卫生（实验）处"择邻省毗连交通便利之县份成立八处"，即郫县、简阳、遂宁、万县、綦江、璧山、泸县、广元 8 县成立县卫生院。1939 年，在四川省卫生（实验）处指导下，四川省实际新成立县卫生院与原计划相符仍为八所，但"綦江改资中，遂宁改南充处，其余六县均已先后次第成立"。⑤

1940 年，四川省新成立县局卫生院 29 个。⑥ 该年，县卫生院之所以能发展得如此迅速，是因为整合了烟民调验所的医疗资源。1940 年，省政府下令 34 处省立烟民调验所于 6 月底，即行全部裁撤。四川省卫

① 陈志潜：《中国农村的医学——我的回忆》，四川人民出版社 1998 年版，第 122 页。
② 《卫生通讯》（省卫生处三十二年度工作报告专号）1944 年 5 月第 37 期。
③ 《卫生通讯》（法规专号）1944 年 1 月第 33 期。
④ 《四川省卫生实验处及附属机关呈送二八年度五至十二月工作报告》，四川省档案馆馆藏档案，全宗号：民 113，案卷号：117，第 34 页。
⑤ 《为呈报本处组织成立经过暨工作进展情形并下半年度拟办事项，仰祈衡察训遵由》（民国二十八年十一月二十七日），四川省档案馆馆藏档案，全宗号：民 113，案卷号：128，第 16—18 页。
⑥ 《四川省卫生实验处二十九年度工作简报》，四川省档案馆馆藏档案，全宗号：民 113，案卷号：129，第 83 页。

（实验）处提出动议，"经征求禁烟办公署禁烟委员会及禁烟专款保管委员会同意"，"利用原存人力物力一律改设为县卫生院所；其专员所在地之调验所改为县卫生院，县府所在地之调验所，改为县卫生所，调验所所在地其已成立县卫生院者，即移附近县份办理"，同时"各卫生院暂时兼办烟民劝戒及调验事宜，以期兼顾"。[①] 调验所改为县卫生院者有资阳、合江、奉节、梁山、永川、眉山、宜宾、酉阳、渠县、夹江、梓橦、剑阁12县。改为卫生所者有富顺、长寿、江津、邛崃、涪陵、丰都、云阳、开县、忠县、垫江、邻水、开江、宣汉13县。[②]

1941年至1945年，县卫生院的设立受实施新县制的影响。新县制为那时的国民党中央、省、县各级政府大力推进的一项县级政治体制改革。是否设有县卫生院是实施新县制的一项考核指标，也是官员所看重的一项政绩工程。因此，在此期间县卫生院推进的速度虽快，但水分较多。

二　卫生分院和卫生所

卫生分院、卫生所是卫生院的下属单位，一般设立于人口集中的县区、乡镇，其设置受地方财力、医疗资源的限制。至1945年底，四川共设有卫生分院58院，卫生所97所。[③]

三　市卫生事务所

当时的四川有成都、自贡2个省辖市，设市卫生事务所2所。市卫生事务所为市最高卫生行政及技术机关。1941年5月四川省卫生（实验）处与成都市府、省会警察局共同筹组成都市卫生事务所，"办理平民治疗及成都市公共卫生事务"。[④] 1942年自贡市又成立市卫生事

---

① 陈志潜：《四川省卫生实验处四至六月工作报告——川省卫生实验处致卫生署》，四川省档案馆馆藏档案，全宗号：民113，案卷号：49，第19—20页。

② 《四川省卫生实验处二十九年度工作简报》，四川省档案馆馆藏档案，全宗号：民113，案卷号：129，第83页。

③ 《四川省卫生处组织系统》（民国三十四年十二月），四川省档案馆馆藏档案，全宗号：民113，案卷号：118。

④ 四川省卫生（实验）处会计室：《本省卫生事业与经费》，载《卫生通讯》1943年5月第27期。

务所一所。①

四　各行政区省立医院

抗战时期设立的省立医院共 3 所，1945 年由乐山、茂县、温江三所中心卫生院改设成立。② 1945 年底茂县行政区省立医院裁撤。③ 那时的省立医院的规模和设备比特级县卫生院大，规格也更高。在经费上享受当时省卫生（实验）处的补助，对一般县卫生院起示范和指导作用。④

五　边区医疗队

四川西南与西康、云南两省接界的雷波、马边、屏山、峨边，四川西北与西康、青海、甘肃三省相邻的懋功、靖化、理番、茂县、汶川、松潘，以及四川东南靠近贵州的南川、酉阳、秀山等地，多民族杂居，经济文化十分落后。⑤ 抗战时期，限于财力，各边区短时内无法设置卫生院所，民众缺医少药的现象非常严重，尤其是传染病流行，占全部病例的 70%。⑥ 针对这种状况，当时的四川省卫生（实验）处"……于二十九年度划拨专款"，"组织边区医疗队，巡回边区各县"进行医药救济。⑦ 至 1941 年 5 月，边区医疗队增至六个大队，两个分队。分驻茂县、屏山、理番、南川、汶川、靖化。后为指挥便利计，又于省会成立总队部。⑧ 1943 年为了整合有限的医疗资源，使其充分发挥效用，当时的省级公共卫生实施机构进行了大调整。边区医疗队总队部裁撤，原有

---

① 四川省卫生（实验）处会计室：《本省卫生事业与经费》，载《卫生通讯》1943 年 5 月第 27 期。

② 《四川省卫生处组织系统》（民国三十四年十二月），四川省档案馆藏档案，全宗号：民 113，案卷号：118。

③ 同上。

④ 同上。

⑤ 《四川省卫生实验处请中央补助四川边区医疗队、边区医疗队组织计划》，四川省档案馆藏档案，全宗号：民 113，案卷号：179。

⑥ 金宝善：《金署长训词》，载《卫生通讯》（四川全省卫生行政技术会议专号）1941 年 4 月第 2 期。

⑦ 《本省推进卫生报告》（民国二十九年底），四川省档案馆馆藏档案，全宗号：民 113，案卷号：116，第 3—12 页。

⑧ 《四川省卫生处边区医疗队总队部及所属各队三十年度工作报告》，载《卫生通讯》（边区卫生医疗工作专号）1942 年 4 月第 14 期。

六个边医队及两分队，合并为四队。第五、第十六区已成为中心卫生院，足资指导边区卫生工作，边区医疗队其原有业务，分别划归各该中心卫生院管理。①

六　省立妇婴保健院

1943年，由美国医药援华委员会捐款，由当时的中央卫生署实验院协助四川省卫生（实验）处创办。"作全省推进研究妇婴卫生工作与训练人才的中心机构"，聘全国知名妇婴卫生专家杨崇瑞先生兼任院长职务。②

七　成都保婴事务所

1939年11月，成都保婴事务所成立，1940年7月，增设成都保婴事务所分所一所。1941年1月，改成都保婴事务所为成都第一保婴事务所，成都保婴事务分所为成都第二保婴事务所，另成立成都第三保婴事务所。③

八　省立传染病院

当时的四川省卫生（实验）处根据《四川经济建设纲要》，于1939年冬季开始筹备传染病院。1939年11月开工建设，1940年4月完工，5月传染病院即正式成立。④ 院内设治疗部和研究部。治疗部又分设门诊和病房，实行隔离治疗。

九　防疫救护队

1941年5月，四川省卫生（实验）处应夏季防疫需要，尤其是预防霍乱流行，成立临时防疫队。防疫队设队长一人，区队长一人，护士五人，助理员九人，事务会计一人，录事一个，此外由四川省卫生（实验）处调派环境卫生稽查员协助。主要工作内容为：卫生宣传、

---

① 陈志潜：《川省卫生业务》，载《卫生通讯》1944年9月第41期。
② 《卫生通讯》，《省卫生处三十二年度工作报告专号》1944年5月第37期。
③ 《成都市的三个保婴事务所》，载《卫生通讯》1941年8月第6期。
④ 《四川省立传染病院成立经过及工作概况》，载《卫生通讯》1941年7月第5期。

预防接种、饮水消毒、饮水消毒之区域试验等。① 1943 年，重伤医院②
与临时防疫队合并，改组为防疫救护队，"平时致力于防疫工作，遇有
空袭，即办理救护事宜"。③

十　公务员诊疗所

原名省府职员诊疗所，1941 年 4 月奉当时的四川省政府令，"为救济
清寒职员无力就医而设"。④ 1942 年为"节省开支，增加效率"，疏散区
卫生队并入该所办理，并改称公务员诊疗所。⑤

十一　环境卫生队

"环境卫生为防疫根本工作"。⑥ 传染病的预防往往与饮水、垃圾处
置、居住环境有密切关系。1940 年，当时的国民政府即设立环境卫生
队一队，负责"关于本省各县市改良水井及厕所设计，推进及指导事
项"。⑦

抗战时期四川公共卫生机构发展、变迁概况如下表（详见表 2—1、
表 2—2）：

---

① 《四川省卫生实验处二十九年度工作简报》，四川省档案馆馆藏档案，全宗号：民 113，
案卷号：129。

② 1942 年为应对成都市的空袭救护工作而设立，因与 1943 年即与临时防疫队合并，故不
单列。

③ 陈志潜：《川省卫生业务》，载《卫生通讯》1944 年 9 月第 41 期。

④ 参见《令饬设置省府职员治疗所由》，四川省档案馆馆藏档案，全宗号：民 113，案卷号：
265，第 1 页；《四川省卫生处签条》（民国三十一年九月），四川省档案馆藏档案，全宗号：民
113，案卷号：265，第 27 页。

⑤ 四川省卫生（实验）处会计室：《本省卫生事业与经费》，载《卫生通讯》1943 年 5 月
第 27 期。

⑥ 陈志潜：《川省卫生业务》，载《卫生通讯》1944 年 9 月第 41 期。

⑦ 《四川省卫生行政组织与执掌》（民国三十四年十二月），四川省档案馆馆藏档案，全宗
号：民 113，案卷号：118。

表 2—1　　　　　抗战时期四川公共卫生机构各年度变化、发展概况①

年　度	公共卫生机构发展、变迁概况
1939 年	设省立传染病院 1 院、防疫队 1 队、疏散区卫生队 1 队、保婴事务所 1 所、公共卫生人员训练所 1 所、县卫生院 9 院
1940 年	增设保婴事务所 1 所、环境卫生队 1 队、边区医疗队 1 队、卫生材料厂 1 所、县卫生院 29 所
1941 年	增设保婴事务所 1 所、市卫生事务所 1 所、公立医院 1 院、省会重伤医院 1 院、公务员诊所 1 所、边区医疗总队部 1 队、边区医疗队 5 队、县卫生院 19 院。同年 10 月，省卫生实验处改组为省卫生处
1942 年	设市卫生事务所 1 所；增设行政区中心卫生院 3 院；县卫生院 23 院
1943 年	疏散区卫生队裁撤，其工作划归成都、华阳两县卫生院及成都市卫生事务所，人员经费用以充实公务员诊疗所；重伤医院与临时防疫队合并，改组为防疫救护队；成立省立妇婴保健院 1 院；边区医疗部裁撤，6 个边区医疗队及 2 个独立分队，合并改组为 4 个队；成立县卫生院 20 院
1944 年	设市卫生事务所 1 所；设县卫生院 19 院
1945 年	3 个中心卫生院改为省立医院，其中 1 院本年底裁撤；成立县卫生院 12 院

表 2—2　　　　　　　抗战时期四川历年卫生院所成立数

成立年份	共　计	省立医院	市卫生所	县局卫生院
1937 年	1	—	—	1
1939 年	8	—	—	8
1940 年	29	—	—	29
1941 年	19	—	1	18
1942 年	23	3	1	19
1943 年	20	—	—	20
1944 年	19	—	—	19
1945 年	12	−1（1）	—	13
总　计	131	2	2	127

材料来源：根据当时的四川省卫生（实验）处统计室造送材料编制。

（1）系该年底裁撤院数。参见四川省档案馆编《四川省抗日战争时期各类情况统计》，西南交通大学出版社 2005 年版，第 160 页。

---

①　本表根据以下资料整理：《四川省卫生实验处及附属机关呈送二八年度五至十二月工作报告》，四川省档案馆馆藏档案，全宗号：民 113，案卷号：117；《四川省卫生实验处二十九年度工作简报》，四川省档案馆馆藏档案，全宗号：民 113，案卷号：129；《本省推进卫生报告》，四川省档案馆馆藏档案，全宗号：民 113，案卷号：116；四川省卫生（实验）处会计室：《本省卫生事业与经费》，载《卫生通讯》1943 年 5 月第 27 期；《四川省卫生处边区医疗队总队部及所属各队三十年度工作报告》，载《卫生通讯》（边区卫生医疗工作专号）1942 年 4 月第 14 期；陈志潜：《川省卫生业务》，载《卫生通讯》1944 年 9 月第 41 期；《四川省卫生处组织系统》（民国三十四年十二月），四川省档案馆馆藏档案，全宗号：民 113，案卷号：118。

从表 2—1、表 2—2 可以看出，1939 年至 1945 年四川公共卫生机构的数量有了大辐度的增加。1937 年，四川仅有县卫生院 1 院。1945 年底，四川已设市卫生事务所 2 所，省立医院 2 院，县局卫生院 127 院，卫生分院 58 院，乡镇卫生所 97 所。① 以当时全四川 143 市县局②计，全省市县局卫生机构覆盖率已达到 91.61%。笔者拍摄了当时资料，可见抗战时期四川卫生院所分布的情况（详见图 2—1）。

第二节　公共卫生机构的结构与运作

抗战时期四川公共卫生机构是当时的国民政府机关的有机组成部分，其职责与功能是政府职责与功能的直接体现，是政府行政内容的应有之义。公共卫生事业是政府举办的一项社会事业，不具有营利和商业性质。在经费上，公共卫生机构实行收支两条线，即收入上缴财政，支出来源于政府拨款。工作人员的任用、待遇及考核也与政府公务人员一致。

一　机构的组织系统

抗战时期四川公共卫生机构最高主管机关是四川省卫生（实验）处，其"指挥监督掌理全省卫生行政事务"。③ 其他公共卫生机构皆受其领导、监督、考核以及技术指导（详见表 2—3）。随着新县制的推行，以及地方自筹经费所占比例的加大，市县级以下的公共卫生机构的主动性不断增强，行政权力不断扩大。与之相适应，四川省卫生（实验）处对非直属公共卫生机构的行政管理权力逐渐缩小，对其制约能力不断降低。按隶属关系，公共卫生机构分为省、市、县、县区、乡镇五个层级。四川省卫生（实验）处及其直属机构属于省级、市卫生事务所属于市级、县卫生院属于县级、卫生分院属于县区级、卫生所属于乡镇级。

---

① 《四川省卫生处组织系统》（民国三十四年十二月），四川省档案馆藏档案，全宗号：民113，案卷号：118。

② 四川省档案馆编：《四川省抗日战争时期各类情况统计》，西南交通大学出版社 2005 年版，第 252 页。

③ 《四川省卫生实验处组织规程》（民国三十四年十二月），四川省档案馆藏档案，全宗号：民 113，案卷号：111。

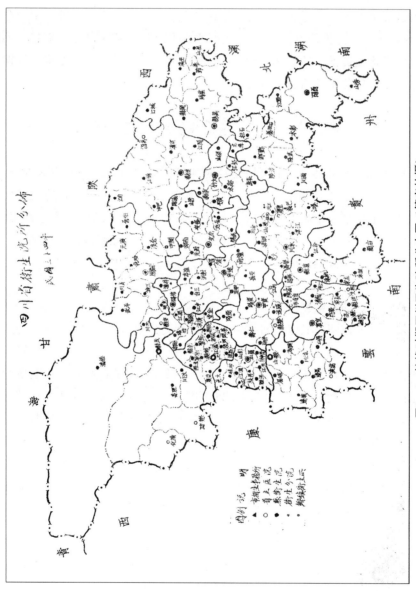

图2—1　抗战时期四川卫生院所分布图（笔者拍摄）

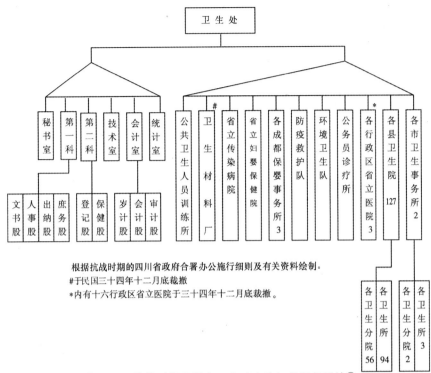

根据抗战时期的四川省政府合署办公施行细则及有关资料绘制。
#于民国三十四年十二月底裁撤
*内有十六行政区省立医院于三十四年十二月底裁撤。

表2—3 抗战时期四川省卫生（实验）处组织系统①

二 机构的职责与功能

对于各机构的职责与功能，当时的四川省卫生（实验）处作出了明确的规定（详见表2—4）。从功能上看，可以将所有机构分为单一型和复合型两种。所谓单一型指的是机构从事某专项业务，承担某专项职责，而复合型机构其业务和职责都是多重的。按照此标准，当时单一型的公共卫生机构有②：省立传染病院、省立妇婴保健院、成都保婴事务所、防疫救护队、环境卫生队、公务员诊疗所。其他公共卫生机构均为复合型。

---

① 《四川省卫生处组织系统》（民国三十四年十二月），四川省档案馆藏档案，全宗号：民113，案卷号：118。
② 公共卫生人员训练所和卫生材料厂不直接从事公共卫生服务工作，只是为其服务。

表 2—4　　　　　　　　四川卫生行政组织与职掌①

机关名称	内部组织及职掌		附属机关		
	科室股名称	主要职掌	名称	单位数	主要职掌
四川省卫生（实验）处	秘书室	关于核阅文稿、撰拟机要文电、编审法规、编校刊物和报告、译拟电报以及处长交办不属其他科室事项	公共卫生人员训练所	1	办理医生、护士、助产士、药剂生、卫生工程员、检验员等训练事项
	第一科　文书股	关于文书收发、撰拟缮校档案、保管典守印信事项	卫生材料厂	1	办理采购药械、原料制造、药品供给本省各级卫生机关、并办理包装及运输事宜
	第一科　人事股	关于本处职雇员及各县市卫生人员任免、迁调、考核、奖惩等事项	省立传染病院	1	关于本省各种传染病之治疗及收容九种传染病人并办理体验粪便、痰唾、血液及调查肠胃寄生虫及研究防治方法等事项
	第一科　出纳股	关于经费之出纳及出纳之记录事项	省立妇婴保健院	1	关于收容产妇、小儿各科病人及调查婴儿之死亡原因并研究产妇、小儿各科疾病之防治问题及训练妇婴卫生工作人员等事项
	第一科　庶务股	关于公物之购置、保管、领发及其他庶务事项			

① 《四川省卫生工作统计》（民国三十四年十二月），四川省档案馆馆藏档案，全宗号：民113，案卷号：118。

续表

机关名称	内部组织及职掌		附属机关		
	科室股名称	主要职掌	名称	单位数	主要职掌
四川省卫生（实验）处	第二科 登记股	关于医药机关团体人员之登记事项	成都保婴事务所	3	关于妇婴卫生教育、保健、预防、治疗等事项
	第二科 保健股	关于改进环境卫生、防治传染病及其他有关保健行政之设施事项	防疫救护队	1	关于防疫宣传、饮水消毒、预防接种及扑灭疫病事项
	技术室	关于医药卫生之规划及县市卫生行政及各附属机关卫生技术之指导事项	环境卫生队	1	关于本省各县市改良水井及厕所设计推进及指导事项
			公务员诊疗所	1	关于公务员及其眷属疾病诊疗、预防接种、卫生教育与身体检查事项
	会计室 岁计股	关于本处及各附属机关县市卫生院所经费岁计事项	行政区省立医院	3	关于全区各县医疗工作之改进、保健工作之研究设计、卫生事业之考查与监督事项
	会计室 会计股	关于会计事项			
	会计室 审计股	关于各附属机关收支账目单据书表审核事项	市卫生事务所	2	关于市区内环境卫生之改进、防治疫病以及其他有关市民保健事项
	统计室	关于统计材料汇集、整理、分析研究统计图表之绘制设计事项	县卫生院	127	关于全县医药救济、管理及全县防疫检验环境卫生、妇婴卫生、学校卫生、推进检验及劝戒吸烟吸毒人犯事项

分析公共卫生机构的职责与功能，可以看出抗战时期公共卫生工作的主要内容、范围及重点。从表2—3、表2—4看，那时的四川省卫生（实验）处直属的、直接从事公共卫生服务工作的机构共8个，即省立传染

病院、省立妇婴保健院、成都保婴事务所、防疫救护队、环境卫生队、公务员诊疗所。从服务对象上看，省立妇婴保健院、各成都保婴事务所、公务员诊疗所分别服务的是特殊群体——妇幼、公务员的卫生保健。从工作内容上看，省立传染病院、防疫救护队、环境卫生队从事的是针对社会所有群体的疫病防控工作。而行政区、市、县的公共卫生机构，包括行政区省立医院、市卫生事务所、县卫生院的主要职责仍然是疫病防控、疾病治疗、妇幼和学生的卫生保健。卫生分院与卫生所从属于市卫生事务所和县卫生院，未列入省卫生（实验）处的附属机关。

因此，从抗战时期四川公共卫生工作从保障的社会群体看，理论上面向社会全体成员，但注重对妇幼、学生、公务员等群体的特殊保障。从公共卫生工作的内容看，涉及治疗、预防等多个方面，但重点在疫病防控、妇幼保健、学校卫生、疾病医疗，以及为实现以上目标而开展的环境卫生、卫生宣传等项工作。[1]当时的四川省卫生（实验）处的有效管理范围为该时的省、市、县三个层级，各卫生分院、卫生所受其所属的县卫生院或市卫生事务所的直接领导。

三　经费来源及使用

各级公共卫生机关是当时的政府行政机关的组成部分，其经费主要来源于各级政府的拨款。公共卫生事业经费列入省预算始于1939年，列入县预算始于1940年（详见表2—5）。省卫生经费与县卫生经费的比率逐年降低，显示县卫生经费在全省卫生经费总量中所占的比率越来越大。[2]1939年、1940年，四川省卫生（实验）处在经费上补助各县，但"三十年度起则完全由地方筹给"。[3] 这一变化，主要归因于新县制的推行，公共卫生事业被纳入县级政权的规定建设项目。抗战时期省县卫生经费逐年均有增长。

---

① 表2—4系根据1945年底资料绘制，未能反映空袭救护工作开展情况。相关分析内容根据表2—4作出，故也未涉及空袭救护内容。

② 省卫生经费指省卫生（实验）处可支配的经费，全省卫生经费总量指省卫生（实验）处经费与县卫生经费和计。

③ 陈志潜：《川省卫生业务》，载《卫生通讯》1944年9月第41期。

表2—5　　　　　抗战时期四川历年省、县卫生经费及两者的比率① 　　（单位：元）

年　份	省卫生经费	县卫生经费	百分比
1939 年	287600	—	100%
1940 年	663372	781972	84.83%
1941 年	1079667	2676859	40.33%
1942 年	2159493	5870766	36.78%
1943 年	2370687	11200762	21.17%
1944 年	3061706	19563370	15.65%
1945 年	8539637	87300101	9.78%

当时的省卫生经费由省政府会计处划拨至省卫生（实验）处，再由省卫生（实验）处统筹安排支出，1939 年至 1943 年省卫生（实验）处经费开支情况如表2—6 所示：

表2—6　1939 年至 1943 年四川省卫生（实验）处经费支出情况统计② 　（单位：元）

项　　目	1939 年	1940 年	1941 年	1942 年	1943 年
省卫生（实验）处开办费	1500000				
省卫生（实验）处经常费	3705000	9345281	10629600	16443600	21376700
省卫生（实验）处临时费	8755000	3171500	2470000	3210000	4174300
省立传染病院经费	4000000	5013021	6562400	8531100	10663900
公共卫生人员训练所	4800000	6726160	5249100	6823800	38523800
市县卫生机关补助费	6000000	16874000	38000000		
防疫队		800000	4800000	4940000	
疏散区卫生队		1119000	1103500	1734600	
西区伤民收容所		1435200			

---

①　1939 年至 1943 年省、县卫生经费数据均来源于当时的四川省卫生（实验）处会计室的《本省卫生事业与经费》，载《卫生通讯》1943 年 5 月第 27 期；1944 年、1945 年两年省、县卫生经费数据来源于《四川卫生处工作报告》（民国三十五年一月至八月），四川省档案馆馆藏档案，全宗号：民 113，案卷号：158，第 117 页。

②　四川省卫生（实验）处会计室：《本省卫生事业与经费》，载《卫生通讯》1943 年 5 月第 27 期。

续表

项　　目	1939 年	1940 年	1941 年	1942 年	1943 年
各县改设卫生院所经费		6780000			
公务员烟毒检验费		73000			
卫生材料厂基金		15000000			
公务员诊疗所开办费			168300		
公务员诊疗所经常费			1203800	1564900	2347300
成都第二保婴事务所开办费			500000		
成都第二保婴事务所经常费				2090100	3135100
成都第三保婴事务所经常费				2090100	3135100
成都第一保婴事务所经常费				2090300	3135400
边区总队部及各队			22800000	29640000	
环境卫生队			8000000	10400000	13033000
第一区中心卫生院开办费			10000000		
第一区中心卫生院经常费			15000000	16471200	
第五区中心卫生院开办费			10000000		
第五区中心卫生院经常费			15000000	21764400	
第十六区中心卫生院开办费			10000000		
第十六区中心卫生院经常费			15000000	21764400	
重伤病院经费				23370810	
甫澄医院①			6000000	6000000	6000000
公立医院				21000000	48000000
国　医　馆			480000	960000	960000
防疫救护队经常费					7324800
防疫救护队临时费					10483700
钩虫病研究防治费					4163600
合　　计	28760000	66337162	107966700	215889310	236456700

　　县卫生经费，由县会计科按照既定预算划至县卫生院，县卫生院按照预算书统筹开支（详见表2—7、表2—8）。

---

① 甫澄医院为成都绅耆纪念已故四川省主席刘湘所设，属于半公立性质。

表2—7　　　　　　　四川各县卫生院开办费预算书①　　　　　　（单位：元）

第二节杂件	第一节器皿	第三目器皿杂件	第三节手术衣	第二节单毯	第一节衣被	第二目被单毯	第三节病床	第二节家具	第一节药械	第一目药械家具	第二项设备费	第一节修建费	第一目修建费	第一项院址修建费	第一款开办费	科目	支出临时门	四川省各县卫生院开办费预算书
500	250	750	50	500	350	900	250	750	4200	5200	6850	3000	3000	3000	9850	支出预算数		
00	00	00	00	00	00	00	00	00	00	00	00	00	00	00	00②	备考		
							以二十五具为标准							利用地方公有房屋加以修理及添筑	由各县自筹			

_____

① 《四川省各县卫生院开办费预算书》，四川省档案馆馆藏档案，全宗号：民113，案卷号：219，第12页。

② 此行表示上行数字的尾数。下同。

表2—8　　　　　　　　　　**四川各县卫生院经常费预算书**①　　　　　　　（单位：元）

科目	每月份预算数		备考
第一款经常费	1559	00	本预算所列数目皆系实数不再折扣
第一项俸给	939	00	
第一目俸薪	885	00	
第一节院长	180	00	
第二节医师	220	00	师员月一二月一元如上数
第三节护士	185	00	医二支百十一支百合上数　士一支十公卫护一支十二护一支十元如　护长月六元共生士月五元士人月四元月三五合上数
第四节助产士	40	00	
第五节药剂生	35	00	
第六节卫生稽查	35	00	
第七节检验技术员	40	00	
第八节事务员	40	00	
第九节助理员	110	00	六内人月二五四各支五元如上数　计人二月各支十元人月十元如上数
第二目工资	54	00	
第一节工资	54	00	计人二月各支十元人月十元如上数
第二项开办费	170	00	五内人月十元人月十元如上数　计人二月各支二三各支一元如上数

科目列备考：支出经常门

（侧题）四川各县卫生院经常费预算书

①　《四川省各县卫生院经常费预算书》，四川省档案馆馆藏档案，全宗号：民113，案卷号：219，第13—15页。

续表

第六目印刷	第二节家具	第一节房屋	第五目修理	第二节运输费	第一节旅费	第四目旅运费	第三节灯火	第二节薪炭	第一节茶水	第三目消耗	第二节电费	第一节邮费	第二目邮电	第四节杂品	第三节簿籍	第二节笔墨	第一节纸张	第一目文具
20	4	6	10	5	10	15	15	25	5	45	4	6	10	10	5	5	10	30
00	00	00	00	00	00	00	00	00	00	00	00	00	00	00	00	00	00	00

第一节住院贫苦病人饭食费	第一目饭食费	第四项特别费	第二节器皿	第一节家具	第二目家具器皿	第二节卫生器械	第一节药品器械	第一目药械费	第三项购置	第一节杂费	第八目杂费	第三节杂志	第二节报纸	第一节图书	第七目书报	第一节印刷
40	40	40	5	5	10	50	350	400	410	30	30	2	3	5	10	20
00	00	00	00	00	00	00	00	00	00	00	00	00	00	00	00	00

设免费病床四个，每床每月饭食费十元，如上数合计。

从表2—7、表2—8看，当时的县卫生院一分一厘开支均列入预算。其预算包括开办费和经常费两大项。开办费，包括房屋、设备、药械、家具、病床及所有用具费用；经常费包括工作人员俸薪、办公费、旅运费、修理费、印刷费、书报费、杂费等项目。

1940年3月1日起，四川各县普遍实施新县制，各县重新划定县等。① 至1945年，四川县局数共计141个，其中一等县26县、二等县34县、三等县37县、四等县29县、五等县10县、六等县3县、设治局1个、管理局1个。② 与此相适应，县局卫生院也按照其所属县局的大小、财政收入状况分级设置，共分为特种、甲种、乙种、丙种、丁种五个等级。级别不同，各种卫生院每年的预算经费也各不相同（见表2—9）。

表2—9　　　　　1945年四川各县市局卫生院所年支经费③　　　　（单位：元）

院所类别	共计	俸给费	办公费	购置费	免费治疗费	特别办公费	药械费	其他
成都市卫生事务所	—							
自贡市卫生事务所	879212	52872	48000	40000	—	—	100000	638340
特种县卫生院	792512	38112	48000	20000	25200	1200	660000	—
甲种县卫生院	621500	22080	25100	15600	18000	720	540000	—
乙种县卫生院	319856	17856	23400	12000	6000	600	260000	—
丙种县卫生院	277012	12912	17500	6000	—	600	240000	—

---

① 章伯锋、庄建平主编：《中国近代史资料丛刊之十三——抗日战争》，政治（上），四川大学出版社1997年版，第461页。

② 四川省档案馆编：《四川省抗日战争时期各类情况统计》，西南交通大学出版社2005年版，第252页。

③ 表中经费的单位为国币元。参见《四川省卫生工作统计》（民国三十四年十二月），四川省档案馆馆藏档案，全宗号：民113，案卷号：118。

院所类别	共计	俸给费	办公费	购置费	免费治疗费	特别办公费	药械费	其他
丁种县卫生院	143178	9408	8970	4200	—	600	120000	—
卫生分院	91448	5928	10920	2600	—		72000	—
乡镇卫生所	41664	2544	3120	—		—	36000	—

当时的市县卫生机构的所有开支均列入预算，由各级政府列支，保障公共卫生机关有稳定的经费来源。至于当时的公共卫生机关的各种收入，如药品费、挂号费等按照会计法、公库法，都应该归入省县政府岁入，原则上公共卫生机关没有权力截留和支配。但由于经费极为不敷，部分县卫生院常常挪用事业收入，用作业务发展需要和改善工作人员待遇。鉴于此种事实，当时的四川省卫生（实验）处曾于1944年10月呈书省政府，"希望省府确定卫生院为一事业性质机关，在会计制度上，应不受一般政府会计法规之束缚，以便利用其本身之收入，尽量移作维持本身业务之用"。[1] 但当时的省政府会计处以"所请自行挪用规费收入以补助员工生活或挹注经临事业各费似与院（指当时的行政院——引者注）令规定原意暨有关法令不符"[2]，驳回了省卫生（实验）处的请求。

从公立卫生机构经费来源与使用上看，抗战时期四川省政府主办的卫生事业原则上实行收支两条线的财会制度。卫生机构系政府行政机构之一，不承担创收的任务，其工作量与自身福利待遇毫不相关，体现了抗战时期公立卫生机构卫生工作非营利性的福利事业性质。

四 人员来源及任用

由于抗战时期四川卫生业务"进展甚速，各级卫生机构，需要医事

① 《省卫生处就四川省第二届卫生行政技术会议讨论如何推进卫生业务问题中的共通意见呈文省政府》（民国三十三年十月四日），四川省档案馆馆藏档案，全宗号：民113，案卷号：158，第147—148页。

② 同上书，第144页。

人员数量日增"①，因此其工作人员数目逐年均有增长，尤其是 1940 年、1941 年较往年增长率分别达到 319.4%、105.6%（详见表 2—10）。

表 2—10　　　抗战时期四川公立卫生机关工作人员数及增长比率②

年　份	公立卫生机关工作人员数（人）	较上年增长比率（%）
1939 年	154	—
1940 年	646	319.4
1941 年	1328	105.6
1942 年	1707	28.5
1943 年	1750	2.5
1944 年	1556	−11
1945 年	1958	25.8

（一）来源

当时，由于政府机关待遇菲薄，"一般合格医药人员，为谋自给计，大多私人开诊行业，不愿为公家服务，以致卫生机关用人，至感困难"。③为了保证公共卫生机关用人要求，卫生行政机关主要采取设立卫生人员训练所自行训练、向社会和学校征用这两种办法征募工作人员。

1. 自行训练

当时，省卫生（实验）处成立之初即成立公共卫生人员训练所一所，"为造就全省公共卫生行政人员"④，解决全省急需医护人才的燃眉之急。公共卫生人员训练所于 1939 年 9 月开班训练，先后举办医师班、护士班、

---

①　陈志潜：《川省卫生业务》，载《卫生通讯》1944 年 9 月第 41 期。

②　表中公立卫生机关工作人员数包括医师、卫生工程师、护士长、公共卫生护士、护士、助产士、卫生稽查、药剂员、助理员、会计人员、事务人员、文书人员及其他人员；1944 年公立卫生机关工作人员数比 1943 年有较大辐度减少，原因在于国家实施紧缩政策，裁减了卫生机关工作人员。参见《四川卫生处工作报告》（民国三十五年一至八月），四川省档案馆馆藏档案，全宗号：民 113，案卷号：158，第 117 页。

③　陈志潜：《川省卫生业务》，载《卫生通讯》1944 年 9 月第 41 期。

④　《四川省卫生实验处公共卫生人员训练所组织规程》，四川省档案馆馆藏档案，全宗号：民 113，案卷号：256，第 5 页。

卫生员班等各种公共卫生人才训练班。① 训练所培养的医学技术人才修业完毕后，由四川省卫生（实验）处"派赴本省各县卫生院所服务"。② 为解决师资和设备问题，1942 年 6 月公共卫生人员训练所与省立医事职业学校合并，由陈志潜兼任学校校长。所校合并后，训练所不但扩大了医事人才的招生和培养规模，还为成都各医药院校一年级学生开设公共社会卫生讲习班（详见表 2—11）。

表 2—11　　省（市）卫生干部人员训练机关工作情况调查表③

班　次	届　次 及期次	毕（结） 业人数 （人）	学员资格	训　练 期　限	开学年月	毕（结） 业年月	备考
公　共 护士班	三届	30	各省市高级 护士校毕业	6 个月	1941 年 9 月	1942 年 5 月	
所校合并训练 助产第二班		26	各省市普通初级 中学毕业或修业	3 年	1939 年 7 月	1942 年 7 月	
所校合并训练 二年级第三班 助产士班		16	各省市普通初级 中学毕业或修业	3 年	1940 年 7 月	1943 年 7 月	
公共社会卫生 讲习班	一期	26	各大学 一年级学生	9 星期	1943 年 7 月 5 日	1943 年 7 月	
公共药剂生 短期训练班	一期	36	初级中学 毕业或修业	6 个月	1944 年 1 月	1944 年 6 月	
所校合并训练 三年级四班 助产士班		28	中学毕业或修业	3 年	1941 年 7 月	1944 年 7 月	
所校合并训练 二年级三班助产 护士检验班		65	中学毕业或修业	3 年	1942 年 7 月	1945 年 7 月	
所校合并训练四年 级六班助产护士 检验工程班		77	中学毕业或修业	3 年	1943 年 7 月	1946 年 7 月	

---

① 陈志潜：《川省卫生实验处二九年四至六月工作报告——川省卫生实验处致卫生署》（民国二九年八月五日），四川省档案馆馆藏档案，全宗号：民 113，案卷号：49。

② 《本省推进卫生报告》，四川省档案馆馆藏档案，全宗号：民 113，案卷号：116，第 6 页。

③ 《省（市）卫生干部人员训练机关工作情况调查表》（民国三十三年二月十九日填），四川省档案馆馆藏档案，全宗号：民 113，案卷号：254，第 4 页。

2. 征调

为扩大公务卫生人员的来源，当时的军政部和卫生署制定了一系列具有强制力的法令来征调医卫人才。1939 年 3 月，军政部拟定之《军政部战时卫生人员征调办法》①，由行政院准予备案。同年 10 月，卫生署会商军政部军医署，拟定《动征沦陷区及国外之医师药师药剂师护士应召服务办法》。② 同年底，军政部卫生人员征调委员会根据《办法》制定了"征调社会正式医师"案，并从"川闽浙三省按百分之十五数开始征调"。③ 1943 年 2 月行政院公布的《卫生人员动员实施办法》，完善了相关法令内容，增加了对逃避征调的卫生人员的处罚规定。按照新办法，逃避征调的卫生人员除将按妨害国家总动员惩罚暂行条例惩罚外，还将得到诸如撤销执业证照、取销毕业资格、开列姓名住址通知当地主管官署转送军队管区尽先调服兵役等处理。关于接受动员之卫生人员的范围，《办法》作出如下规定：

（1）现行开业、改业或闲散之医师、药师、药剂生、护士、助产士。

（2）公私立医、药、牙、护、助产院校新毕业学生。

（3）不属于一二款而曾从事修习有关卫生医事业务之人员。

前项第一款所列现行开业之卫生人员其有兼职者仍应作开业论。④

从以上规定可以看出，当时，几乎所有非公务的卫生专业人才都被纳入动员对象。随后公布之《卫生人员动员实施办法补充规定》对公私立

---

① 《战时卫生人员征调法则》，四川省档案馆馆藏档案，全宗号：民 113，案卷号：120，第 133—134 页。

② 《动征沦陷区及国外之医师药师药剂师护士应召服务办法》（内政部咨渝卫字第 00210 号），（民国二十八年十一月）四川省档案馆馆藏档案，全宗号：民 113，案卷号：22，第 28 页。

③ 《四川省政府快邮代电》（民国二十八年九月十七日），成都市档案馆馆藏档案，全宗号：38，目录号：5，案卷号：52，第 1 页。

④ 《卫生人员动员实施办法》（行政院三十二年二月二十日令发），成都市档案馆馆藏档案，全宗号：38，目录号：5，案卷号：14，第 45 页。

医、药、牙、护、助产院校新毕业学生征用的比例及方法作出以下明确规定：

（1）本办法第二条第二款所称之公私立医、药、牙院校新毕业学生，军政部征用百分之五十、卫生署征用百分之四十、余百分之十留校缓征一年。

（2）本办法第二条第二款所称之公私立助产学校新毕业学生，卫生署征用百分之九十、余百分之十留校缓征一年。

（3）按照用途分配比例之毕业学生，由学校以抽签或指定方法决定之。[①]

各省应征用毕业生名额由卫生署统一分配。1942 年至 1943 年，卫生署分派四川征用人员"计医师四十人，助产士五十五人，护士二十三人，药师九人"。[②]

1943 年 11 月是四川省卫生（实验）处在《卫生人员动员实施办法》公布后，首次办理对社会开业医师的征调。此次征调，仅成都市"中签及志愿参加之卫生人员，共计四十余人"。[③]

为保证征调效果，防止卫生公务人员因待遇低下"藉故引退"，当时的卫生署通过了各级卫生人员应如何训练与两级保障案、推行全国卫生人员服务登记案；并制定了《限制医事人员自由辞退办法》。提案和办法无非是加强对全国卫生技术人员的管理，以满足公立卫生机构的用人需要，详细内容如下：

各级卫生人员应如何训练与两级保障案（摘录）

（1）卫生署应指定专人若干，分别负责支配全国各项卫生技术人员。

（2）由卫生署：（甲）以卫生技术会议名义，劝告各卫生医务长

---

① 《卫生人员动员实施办法补充规定》（行政院三十二年二月二十日令发），成都市档案馆馆藏档案，全宗号：38，目录号：5，案卷号：14，第 47 页。

② 陈志潜：《川省卫生业务》，载《卫生通讯》1944 年 9 月第 41 期。

③ 《卫生通讯》（省卫生处三十二年度工作报告专号）1944 年 5 月第 37 期。

官立誓，对于未经任职机关准许辞职之医务技术人员，嗣后不再接洽任用。如拟任用时，应饬其缴验原任职机关准许辞职之证明文件，并应将退职或新任用之医务技术人员姓名、出生阶级等，随时通报卫生署备查；（乙）拟订战时医务技术人员辞职限制办法；（丙）劝勉全国医务人员为国家卫生医疗等机关服务。

（3）各卫生医疗机关长官对于任用职员时应慎重考查其脱离原服务机关之原因。①

推行全国卫生人员服务登记案（摘录）

（1）举办卫生人员服务登记，范围限于现在各级卫生行政机关及其附属机关服务之医师、卫生工程师、护士、助产士、药剂师、卫生稽查、药剂生、检验员、其他卫生人员如生命统计员等。

（2）初办时用调查方法由卫生署预备表格，令省市卫生处局将所属现任卫生人员详细调查，填具服务登记表，在定期内，送卫生署，分类保存，并编统计。

（3）关于人事异动情形，用报告办法，由各省市卫生处局将所属卫生人员之任免奖惩及迁调等情形，每季报卫生署一次，俾在登记上修正，凡新任人员不论以前曾用否，在卫生机关服务，均须填送服务登记表。②

限制医事人员自由辞退办法

（1）各机关任用之医师、药师、牙医师、药剂生、护士、助产士，如非年迈力衰或患痼疾不能继续任职，经原长官准许辞职。而私自辞职者除依据其他法令之规定办理外，原任用机关得申请卫生署核查，通行各省市禁止其开业或暂时吊销其职业证照，吊销证照时间由卫生署核定。

（2）应受征调之前项医事人员及医、药、牙、护、产院校新毕

---

① 《积极展开公共卫生工作——卫生署卫生行政技术会议与卫生工作讨论会一部份议决案》，载《卫生通讯》1941 年 7 月第 5 期。

② 同上。

业生，拒绝征调者除法令别有规定外，其已领有职业证照者卫生署得
吊销其证照，至履行应征服务期满为止，其未领有证照者得不发给职
业证照，并禁止其自由执行业务。①

（二）任用

公共卫生机关工作人员属于国家公务人员，在任用上与一般公务人员
基本相同。对于当时的省卫生（实验）处直属机关负责人的任免，省卫
生（实验）处当然拥有完全的权力。而县卫生机关负责人的任用权力，
由省卫生（实验）处和县政府共同分享之。关于县卫生院院长的任用，
以下文件均有明确规定。

1939 年 7 月省卫生（实验）处草拟的《四川省各县卫生院计划书》
规定：

　　各县卫生院院长，由本省卫生实验处委派，呈请省政府加委；其
佐理人员皆由卫生院长遴选，呈请委派之，并随时通知县政府
备查。②

1940 年 5 月 10 日行政院公布之《县各级卫生组织大纲》第五条
规定：

　　卫生院置院长一人，由县长商承省卫生处处长遴选国内外医学专
科以上学校毕业领有中央颁发之医师证书，并具有左列合格之一者，
呈请省政府委派之。③

1942 年 3 月 19 日四川省公布之《四川省各县卫生院组织规程》第四

①《卫生署名训令为拟订限制医事人员自由辞退办法两项经呈核准令仰遵照由》（民国三
十一年六月二十日），四川省档案馆藏档案，全宗号：民 113，案卷号：13，第 20 页。
②《四川省各县卫生院组织计划书》（民国二十八年七月），四川省档案馆藏档案，全宗
号：民 113，案卷号：219，第 7—18 页。
③《县各级卫生组织大纲》（民国二十九年五月十日行政院公布），四川省档案馆藏档
案，全宗号：民 113，案卷号：145，第 16—20 页。

条、第六条分别规定：

> 卫生院设院长一人，综理院务，由县长商承省卫生处遴选国内外医学专科以上学校毕业，领有中央颁发之医师证书并曾受公共卫生训练，或有公共卫生经验者，呈请本府（指省政府——引者注）委派之。①

从以上文件规定可以看出，当时，任用县卫生院长的行政主体在发生变化。当时的省卫生（实验）处与县政府行政权力的降升是同一过程的两个方面。其主要原因在于新县制的实施和省县财政制度的改革。省卫生（实验）处能够在经费上补助县卫生机关时，其对县卫生院长任用的权力较大，各县卫生机构负责人"完全由省政府遴选"。②但与各县经费分开后，省卫生（实验）处对地方的行政控制能力则逐渐减弱，人员任用乃改为"由各地方保荐，请省府加委"。③

综上所述，当时从四川各级公共卫生机构的组织系统、职责与功能、经费来源及使用、人员来源及任用等情况来看，抗战时期四川公共卫生事业是一项由当时的省政府自上而下组织起来的，具有较为严格的法律制度和行政规范的政府行政行为。四川省卫生（实验）处代表当时的四川省政府行使一省最高卫生行政权力，从经费、人员、技术、管理等各个方面对其他卫生行政机构发挥牵制、指导、协助、培训、示范等作用。但随着形势的发展，当省卫生（实验）处不再能补助县卫生机构经费时，各县卫生行政机构的主动性遂不断增强，而省卫生（实验）处对县卫生机构的控制力则逐渐减弱，其作用主要体现为技术指导、示范和行政管理等方面。

---

① 《四川省各县卫生院组织规程》（民国三十一年三月十九日公布），载《卫生通讯》（法规专号）1944年1月第33期。
② 《四川省卫生处回复四川省临时参议院》，四川省档案馆藏档案，全宗号：民113，案卷号：44，第127页。
③ 同上。

第三章

一般社会成员的公共卫生服务

本章及下一章所指的社会成员不包括军人在内。军人的医疗系统有特殊的政策，并由特殊的医疗机关负责。再加上四川位居后方，军人战伤的医疗救护涉及较少。所谓一般社会成员的公共卫生服务，指公共卫生服务的接受者在年龄、性别、职业、经济地位、民族上没有限定。从理论上看，公共卫生服务的对象涵盖了全体社会成员。

第一节　疫病预防与治疗

传染病的流行带来了大量的人员伤亡、物质财富的损失、社会秩序的破坏，以及社会心理的动荡。当时的省卫生（实验）处认为，"本处受命成立于抗战剧烈之时主要意义约有两端"，而其首要的是，"军兴之后瘟疫流行，此为不可避免之通例，其足以影响民众健康自无疑问。故应绸缪于未雨，免罹重大损失"。[①] 当时的省卫生（实验）处将疫病防控作为抗战时期四川公共卫生建设的首要工作，积极应对。

一　疫病预防与治疗组织体系

笔者根据现在四川省档案馆的相关档案，整理出的抗战时期覆盖全川的防疫组织体系（详见表3—1）。

---

① 《四川省卫生实验处及附属机关呈送二八年度五至十二月工作报告》，四川省档案馆馆藏档案，全宗号：民113，案卷号：117，第54页。

表 3—1　　　　　　　　**抗战时期四川公共防疫机构组织体系**①

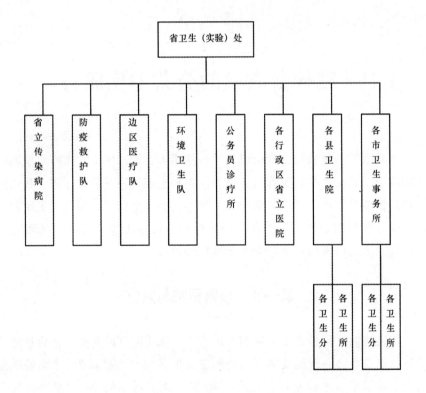

从表 3—1 可以看出，抗战时期四川防疫组织体系在整个公共卫生实施网络中占据重要地位。其机构设置覆盖了四川从城市到乡村、从省会到边区各地域。从各机构承担的职责来看，涉及传染病研究、预防及治疗的方方面面（详见表 3—2）。

　　①　根据《四川省卫生处组织系统》（民国三十四年十二月）绘制。参见四川省档案馆馆藏档案，全宗号：民 113，案卷号：118。

表 3—2　　　　　　　**抗战时期各机构关于传染病防控的职责规定**①

当时的机构名称	关于传染病防控的职责规定
省立传染病院	根据四川卫生行政组织与职掌规定，其主要职责是"关于本省各种传染病之治疗及收容九种传染病人，并办理体验粪便、痰唾、血液及调查肠胃寄生虫，及研究防治方法等事项"
防疫救护队	根据规定，其主要职责是"关于防疫宣传、饮水消毒、预防接种及扑灭疫病事项"
环境卫生队	"关于本省各县市改良水井及厕所设计，推进及指导事项"
行政区省立医院	在疫病防控职责上与县卫生院相同
市卫生事务所	"关于市区内环境卫生之改进，防治疫病以及其他有关市民保健事项"
县卫生院	《县各级卫生组织大纲》第二章第七条第七项规定，卫生院应"推行种痘及预防注射，并关于办理传染病之预防及遏止事项"。同时，第八条规定，"在传染病流行时得设传染病室实行隔离治疗"
卫生分院	《县各级卫生组织大纲》第三章第十三条第二项规定，卫生分院负责"传染病之处置、隔离及报告"。同时，第三项又规定，卫生分院应"推行种痘及预防注射，并举行各种防疫运动"
卫生所	《县各级卫生组织大纲》第四章第十八条第四项规定，卫生所承担"推行种痘、预防注射及传染病之紧急处置与报告"等职责
边区医疗队	防疫是边区医疗队最重要的工作之一

二　抗战时期四川疫病流行的原因及状况

导致抗战时期四川疫病流行的主要原因有以下三点：

（一）战争因素。"抗战发生，举国动员，国家处于对外作战状态，一切社会情况均起重大变化。由于战争直接或间接所推动之各种因素足使抗战之前后方诱发重大疾疫流行。"② 就抗战时期后方四川而言，因战争

---

① 表中当时的省立传染病院、防疫救护队、环境卫生队、市卫生事务所的传染病防控职责规定所引资料均参见《四川省卫生行政组织与执掌》（民国三十四年十二月），四川省档案馆馆藏档案，全宗号：民113，案卷号：118；当时的县卫生院、卫生分院、卫生所的传染病防控职责规定所引资料均参见《县各级卫生组织大纲》，当时的四川省档案馆馆藏档案，全宗号：民113，案卷号：145，第16—20页；当时的边区医疗队传染病的防控职责参见《边区医疗队组织计划》，四川省档案馆馆藏档案，全宗号：民113，案卷号：179。

② 容启荣：《抗日战争六年来全国防疫工作概况》（民国三十二年五月），中国历史第二档案馆馆藏档案，全宗号：372，案卷号：124。

而产生的利于疫病流行的因素有：第一，民众营养不足。战争所引起的
人、财、物损失，与日俱进，"或因物价之高涨，或因运输之困难，所得
粮糈，每不足维持其最低生活限度，以是体质衰弱，抵抗力减弱，造成瘟
疫流行之内在原因"。① 第二，生活变态。抗战时期四川乃日机空袭重灾
区，频繁空袭致使民众起居失节、离合莫测，及其他因战争直接造成之精
神因素，引发民众精神失常，成为易于感染疾病之有力因素。

（二）地理位置因素。四川的特殊地理位置，产生的利于疫病流行的
因素有：第一，难民的大量迁入。抗战时期四川是沦陷区政府机关、学
校、企业、难民迁入最多的省份之一。"战事地区难民相率迁徙，颠沛流
离，失所依寄"极易诱发传染病的发生。② 再加上难民"转运频繁，正在
潜伏期中之传染病人每藉交通工具，入于千万公里之外"。③ 四川难民分
布的密度大、数量多，因而极易成为疫病流行的重灾区。第二，新兵征募
产生的人口流动。作为兵源大省，抗战时期四川前后共计出兵约 340 万
人，征兵数量占全国的 20% 以上。④ "新兵征募来自四方足使各地之传染
病因新兵变动，疫病流行。"⑤

（三）卫生设施、卫生观念落后。不洁饮食、饮用水常能酿成肠胃传
染病之流行；由于衣服身体之不洁，灭虫沐浴之不完备，常至酿成回归
热，斑疹伤寒之爆发。而民众卫生设备之简陋，知识水准之低下，易于招
致传染各种传染病。再加上四川公共卫生设施之不完备，"遂使星星之
火，足以燎原"，终至酿成大范围、大规模的流行。

抗战时期，几种法定传染病在四川都有一定范围的流行。⑥ 其中，又
以霍乱为害最为惨烈，染病及死亡人数最多。天花仅次于霍乱，居第二

① 容启荣：《抗日战争六年来全国防疫工作概况》（民国三十二年五月），中国历史第二档
案馆馆藏档案，全宗号：372，案卷号：124。
② 同上。
③ 同上。
④ 四川省档案馆：《四川抗日战争档案史料选编》，西南交通大学出版社 2005 年版，第 2
页。
⑤ 容启荣：《抗日战争六年来全国防疫工作概况》（三十二年五月），中国历史第二档案馆
馆藏档案，全宗号：372，案卷号：124。
⑥ 1930 年国民政府颁发《传染病预防条例》，规定霍乱、鼠疫、天花、伤寒、斑疹伤寒、
赤痢、白喉、流行性脑脊髓膜炎、猩红热 9 种急性传染病为法定传染病，1944 年增加回归热为法
定传染病。

位。各种传染病中，传染最多者为赤痢，传染最少与死亡最少者为猩红热，死亡率最小者为赤痢。[①] 根据抗战时期四川相关档案的不完全报道，笔者整理出抗战时期主要传染病流行情况统计表（详见表3—3）。

表 3—3　　　　　　　　抗战时期主要传染病流行情况统计表[②]

疾病＼年份	1939 年	1940 年	1941 年	1942 年	1943 年	1944 年	1945 年
霍乱	50 余市县	9 县	5 县	14 县	7 县市	4 县	44 县市
伤寒	—	—	38 县市	51 县市	61 县市	53 县市	51 县市
天花	—	—	27 县市	41 县市	54 县市	47 县市	37 县市
麻疹	—	—	37 县市	49 县市	40 县市	47 县市	55 县市
疟疾	—	—	39 县市	65 县市	85 县市	80 县市	83 县市
痢疾	—	—	39 县市	66 县市	77 县市	74 县市	67 县市

需要说明的是，表3—3反映的抗战时期主要传染病流行情况是极不完整的。1939年、1940年由于四川公共卫生机构数量少、疫病报告制度尚不完善，所统计的情况遗漏尤多。根据表3—3仅能窥见抗战时期四川疫病流行的大概情况。

三　疫病防控采取的主要措施

（一）预防接种

通过预防接种来阻止疫病的发生、发展是一种经济、有效的、必要的防控手段。作为一种福利，公立卫生机构给民众预防接种均不收取任何费用。为使民众周知，卫生机关往往采用在报上刊登广告、张贴布告、散发传单等形式大力宣传。如1940年6月1日，四川省卫生（实验）处即在全川第一大报——《新新新闻》的卫生周刊上发布《市民注意万事莫如防病急！免费注射，勿失良机》的广告，向民众通告注射伤寒、霍乱疫

---

① 《四川省卫生处工作总结》，四川省档案馆馆藏档案，全宗号：民113，案卷号：113，第66—67页。

② 根据《巴蜀灾情实录》第219—245页整理，画横线表示未见报到。参见李仕根《巴蜀灾情实录》，中国档案出版社2005年版。

苗的重要性、免费注射的地点及时间。① 在各县卫生院未成立之前，省卫生（实验）处往往会"派队赴各县免费注射防疫针"。② 当时的县卫生院成立后，"预防接种"则是其最重要的常规工作之一。下表反映了抗战时期四川预防伤寒霍乱注射疫苗及接种工作的开展情况（详见表3—4）。

表3—4　　　　　　　　抗战时期四川历年预防接种人数③　　　　　　（单位：人）

年　份	预防伤寒霍乱注射人数			接种人数		
	成都市	各县	共计	成都市	各县	共计
1939 年	117037	274298	391335	20	——	20
1940 年	58093	164145	222238	2625	52784	55409
1941 年	73511	179169	252680	99754	61215	160969
1942 年	112657	599544	712201	34557	116059	150616
1943 年	26699	234293	260992	40502	466372	506874
1944 年	27478	341327	368805	24024	314390	338414
1945 年	13699	1043889	1057588	50443	514581	565024
总　计	429174	2836665	3265839	251925	1525401	1777326

从表3—4可以看出，抗战时期四川伤寒霍乱注射人数、接种人数总量还是比较可观的，对疫灾的防控起到了极为重要的作用。但是在各地区此项工作开展得并不平衡。以1945年为例，四川各区以第三区、第一区、第十三区霍乱伤寒预防注射人数最多，以第十四区、第八区、第十六区霍乱伤寒预防注射人数最少（详见表3—5）；四川省各区接种人数以第一区、第三区、第十五最多，以第十四区、第十六区、第五区最少（详见表3—6）。

① 《新新新闻》1940 年 6 月 1 日第 4 版。
② 《新新新闻》1939 年 7 月 22 日第 6 版。
③ 四川省档案馆编：《四川省抗日战争时期各类情况统计》，西南交通大学出版社 2005 年版，第 161 页。

表 3—5　　　　　　　　1945 年四川各区市预防人数①　　　　　　（单位：人）

区市别	办理县市局数	共　计			霍　乱			伤　寒		
		男	女	小计	男	女	小计	男	女	小计
省辖市	2	68518	31581	100099	37219	18642	55861	19191	12913	32104
第一区	10	120957	75769	196726	92919	56033	148952	27986	19732	47718
第二区	4	41213	18723	59936	36749	16665	53414	279	91	370
第三区	9	150280	87381	237661	101262	58742	160004	13626	7909	21535
第四区	6	22336	12069	34405	17249	9379	26628	216	30	246
第五区	4	19583	11098	30681	14053	8611	22664	5522	2480	8002
第六区	5	61488	17141	78629	30578	13785	44363	30621	3326	33947
第七区	5	34608	19223	53831	13006	7913	20919	4325	2531	6856
第八区	4	3466	2524	5990	3203	2300	5503	263	224	487
第九区	7	45275	23484	68759	24740	13561	38301	11287	6177	17464
第十区	7	27618	13771	41389	18459	10147	28606	535	323	858
第十一区	5	20211	8187	28398	13331	4943	18274	793	272	1065
第十二区	6	43227	26888	70115	30319	17527	47846	9676	8382	18058
第十三区	7	86543	33805	120348	57255	21483	78738	28346	12048	40394
第十四区	3	2311	690	3001	1583	446	2029	728	244	972
第十五区	4	40613	27376	67989	24869	17897	42766	15744	9479	25223
第十六区	3	6581	1054	7635	4522	698	5211	1865	345	2210
总　计	91	794828	410764	1205592	521316	278772	800079	171003	86506	257509

表 3—6　　　　　　　　1945 年四川各区市接种人数②

区市别	办理县市局数	共　计			初　种			复　种		
		男	女	小计	男	女	小计	男	女	小计
省辖市	2	35030	31205	66235	5164	3845	9009	29866	27360	57226
第一区	10	30356	25631	55987	16194	12448	28642	14162	13183	27345

---

① 四川省档案馆编：《四川省抗日战争时期各类情况统计》，西南交通大学出版社 2005 年版，第 161—162 页。

② 同上书，第 163—164 页。

续表

区市别	办理县市局数	共　计			初　种			复　种		
		男	女	小计	男	女	小计	男	女	小计
第二区	4	23584	14448	38032	9132	7267	16399	14452	7181	21633
第三区	9	31076	21218	52294	10760	8539	19299	20316	12679	32995
第四区	6	12962	6883	19845	6438	2830	9268	6524	4053	10577
第五区	4	7265	5807	13072	4013	2770	6783	3252	3037	6289
第六区	5	13880	8622	22502	8049	4066	12115	5831	4556	10387
第七区	5	13432	10573	24005	7201	5400	12601	6231	5173	11404
第八区	4	14954	10322	25276	6267	3251	9518	8687	7071	15758
第九区	7	26326	16900	43226	10507	7165	17672	15819	9735	25554
第十区	7	25791	21678	47469	10936	11788	22724	14855	9890	24745
第十一区	5	20144	14110	34254	6131	5133	11264	14013	8977	22990
第十二区	6	14748	10610	25358	5786	4886	10672	8962	5724	14686
第十三区	7	17761	14039	31800	11122	9976	21098	6639	4063	10702
第十四区	3	3019	2438	5457	1620	923	2543	1399	1515	2914
第十五区	4	28580	23179	51759	10150	7138	17288	18430	16041	34471
第十六区	3	5432	3021	8453	3898	2207	6105	1534	814	2348
总　计	91	324340	240684	565024	133368	99632	233000	190972	141052	332024

　　除伤寒霍乱疫苗注射及接种外，针对白喉、混合及其他传染病，公共卫生机构也根据发病季节及地域性开展预防接种工作（见表3—7）。

表3—7　　　1945年四川白喉、混合及其他传染病预防接种情况①　　　（单位：人）

区市别	白　喉			混　合			其　他		
	男	女	小计	男	女	小计	男	女	小计
省辖市	56	26	82	12052	—	12052	—	—	—
第一区	52	4	56	—	—	—	—	—	—

---

　　① 四川省档案馆编：《四川省抗日战争时期各类情况统计》，西南交通大学出版社 2005 年版，第 162—163 页。

区市别	白 喉			混 合			其 他		
	男	女	小计	男	女	小计	男	女	小计
第二区	2	6	8	2410	1069	3479	1773	892	2665
第三区	87	98	185	33786	20225	54011	1519	407	1926
第四区	—	—	—	4492	2612	7104	379	48	427
第五区	8	7	15	—	—	—	—	—	—
第六区	—	—	—	289	30	319	—	—	—
第七区	—	—	—	17277	8779	26056	—	—	—
第八区	—	—	—	—	—	—	—	—	—
第九区	7	10	17	9240	3735	12975	1	1	2
第十区	—	—	—	7673	2689	10362	951	612	1563
第十一区	54	27	81	6033	2945	8978	—	—	—
第十二区	37	29	66	3195	950	4145	—	—	—
第十三区	—	—	—	940	273	1213	2	1	3
第十四区	—	—	—	—	—	—	—	—	—
第十五区	—	—	—	—	—	—	—	—	—
第十六区	—	—	—	136	129	7	78	65	13
总 计	303	207	510	97516	43314	140830	4690	1974	6664

（二）隔离治疗

为防止疫病扩散，当时四川省卫生（实验）处规定各公私卫生机构一旦发生法定传染病例，应设法送至指定医院治疗。在疫情发生地县卫生院未成立时，四川省卫生（实验）处往往临时增设简易隔离病院，以开展隔离治疗。如1939年四川霍乱大流行，时四川省卫生（实验）处仓促成立，"当时成都各大医院因霍乱传染惨烈，曾拒绝接受（霍乱病人——引者注），全省省会内，竟无一个地方可能收容与日俱增的霍乱病人，情形极为狼狈"。① 为了应对越来越惨烈的状况，6月底，四川省卫生（实

---

① 《四川省卫生实验处及附属机关呈送二八年度五至十二月工作报告》，四川省档案馆馆藏档案，全宗号：民113，案卷号：117，第19页。

验）处与三大学联合医院①在成都东北东新街租赁民房开办临时隔离医院，收容霍乱病人，加以隔离治疗。从 8 月 3 日起至 9 月 17 日，历时 40余天，临时隔离病院"诊治门诊病人 232 人，收容住院病人 89 人"。②1940 年川北霍乱大流行，当时的四川省卫生（实验）处派临时防疫队到剑阁扑疫，由于当地没有成立县卫生院，防疫队只好组织临时隔离病院，进行隔离治疗。③ 但是应该指出的是，限于人力、物力，被隔离治疗的病人非常有限。以 1940 年临时防疫队剑阁扑疫为例。剑阁最热闹之场镇金仙场，"仅万人之场镇"，霍乱流行两月，"已死两千余人"。④ 但防疫队组织的"临时隔离病院"只收治霍乱病例 13 人，无异于杯水车薪。⑤ 当时的省立传染病院成立后，成都市遂有了传染病人隔离治疗的专科医院。⑥《县各级卫生组织大纲》规定各县卫生院"在传染病流行时得设传染病室实行隔离治疗"。⑦ 但在公立卫生机构逐步建立之后，各市县卫生机构、传染病院面对来势汹汹的传染疫情仍然无法满足病人急需治疗的需求。四川省卫生（实验）处处长陈志潜为此撰文呼吁，"各县市隔离设备必须透澈充实"是加强"传染病之管理"的要项之一。⑧

（三）改善环境卫生

改善环境卫生是当时各级公共卫生机构为防疫而采取的一项日常工作。当时的四川省卫生（实验）处不但设有直属的环境卫生队，专司改善环境之责，其所属的防疫救护队也承担部分环境卫生工作。国民政府行政院、四川省政府公布的各项卫生法规对那个时候的市卫生事务所、县卫生院、卫生分院、卫生所、卫生员也均有开展环境卫生工作的职责要求

---

①　三大学联合医院指的是教会在川主办的私立华西协合大学医学院，以及迁川的私立齐鲁大学医学院、国立中央大学医学院。

②　《四川省卫生实验处及附属机关呈送二八年度五至十二月工作报告》，四川省档案馆馆藏档案，全宗号：113，案卷号：117，第 19 页。

③　临时防疫队：《二十九年秋剑阁三台等处扑疫记》，载《卫生通讯》1941 年 3 月第 1 期。

④　同上。

⑤　同上。

⑥　传染病院设有治疗部，收容各种传染病人，予以隔离治疗。参见《四川省立传染病院成立经过及工作概况》，载《卫生通讯》1941 年 7 月第 5 期。

⑦　《县各级卫生组织大纲》，四川省档案馆藏档案，全宗号：民 113，案卷号：145，第 16—20 页。

⑧　陈志潜：《传染病之管理》，载《卫生通讯》1942 年 10 月第 20 期。

（详见表3—8）。

表3—8　　　　　　各卫生机构关于环境卫生的有关规定①

相关法令	条目名	针对的机构	内容
1940年5月行政院公布之《县各级卫生组织大纲》	第七条第九项	县卫生院	改善全县环境卫生及街道、房屋之清洁事项
	第十三条第四项	县卫生分院	改良水井、处置垃圾、扑灭蚊蝇及其他环境卫生之改善
	第十八条第六项	卫生所	改良水井、处置垃圾、扑灭蚊蝇及其他环境卫生之改善
	第二十条第一项	保生员	检查道路、沟渠、厕所之清洁、随时督率各保各户整理扫除
1942年3月四川省政府公布之《四川省各县卫生院组织规程》	第三条第四项	县卫生院	办理全县环境卫生事宜
1942年3月四川省政府公布之《四川省各县卫生分院及卫生所组织规程》	第三条甲项第八目	县卫生分院	办理本区内环境卫生事项
	第三条乙项第七目	卫生所	办理本乡镇环境卫生事项
1942年3月四川省政府公布之《四川省各县卫生员设置办法》	第三条第八项	卫生员	协助卫生所或卫生分院改善保内环境卫生
1945年四川省卫生（实验）处制定之《四川省卫生行政组织与执掌》	关于市卫生事务所规定	市卫生事务所	关于市区内环境卫生之改进
	关于环境卫生队规定	环境卫生队	关于本省各县市改良水井及厕所设计，推进及指导事项
	关于防疫救护队规定	防疫救护队	饮水消毒

① 《县各级卫生组织大纲》，四川省档案馆馆藏档案，全宗号：民113，案卷号：145，第16—20页；《四川省各县卫生院组织规程》（民国三十一年三月十九日公布）、《四川省各县卫生分院及卫生所组织规程》（民国三十一年三月十九日公布）、《四川省各县卫生员设置办法》（民国三十一年三月十九日公布），载《卫生通讯》（法规专号）1944年1月第33期；《四川省卫生行政组织与执掌》（民国三十四年十二月），四川省档案馆馆藏档案，全宗号：民113，案卷号：118。

　　从表3—8看，环境卫生工作主要包括水井消毒、处置垃圾、扑灭蚊蝇、厕所改良、清沟通渠、清洁检查等内容。那时的省卫生（实验）处要求各市县卫生机构在工作月报中反映环境卫生工作开展的情况。[①] 下表反映了抗战时期改良水井和改良厕所两项环境卫生工作开展的情况（详见表3—9）。

表3—9　　　　**抗战时期四川历年改良水井、厕所工作情况统计**[②]

年　份	改良水井口数（眼）			改良厕所座数（座）		
	成都市	各　县	共　计	成都市	各　县	共　计
1940 年	2	144	146	16	340	356
1941 年	—	148	148	—	1032	1032
1942 年	—	597	597	—	1060	1060
1943 年	—	2237	2237	12	1366	1378
1944 年	2	6046	6048	—	5275	5275
1945 年	—	18737	18737	107	4244	4351
总　计	4	27909	27913	135	13317	13452

　　为明确两项工作逐年工作量的增减情况，笔者对表3—9作了统计分析（详见表3—10）。

表3—10　　　　**抗战时期四川历年改良水井、厕所工作统计分析**

年　份	改良水井口数（眼）		改良厕所座数（座）	
1940 年	146		356	
1941 年	148	1.4%	1032	189%

　　① 参见《各县卫生院所工作概况报告表》，载《卫生通讯》（四川全省卫生行政技术会议专号）1941 年 4 月第 2 期；《四川省各市县卫生院所工作月报统计表三十一年八月份》、《四川省各市县卫生院所工作月报统计表三十一年九月份》，载《卫生通讯》1942 年 11 月第 21 期；《四川省各市县卫生院所工作月报统计表三十一年十月份》，载《卫生通讯》1942 年 12 月第 22 期；《四川省各县市卫生院所工作月报统计表三十二年六月份》、《四川省各市县卫生院所工作月报统计表三十二年四月份》，载《卫生通讯》1943 年 8 月第 30 期。

　　② 四川省档案馆编：《四川省抗日战争时期各类情况统计》，西南交通大学出版社 2005 年版，第 168 页。

续表

年 份	改良水井口数（眼）		改良厕所座数（座）	
1942 年	597	303%	1060	2.7%
1943 年	2237	274%	1378	30%
1944 年	6048	170%	5275	282%
1945 年	18737	209%	4351	−17.5%
总 计	27913		13452	

从表3—10看，抗战时期四川开展的改良水井和改良厕所工作总量较为可观。尤其是全省的改良水井工作，从1940开展该项工作以来，逐年均有增长，以1942年至1945年增长率最快，1942年的增长率最高，达到303%。改良厕所除1945年有所下降外，其余年份均有增长，尤以1941年、1944年增长最快。

加强对公共饮食及其摊贩的管理，也是环境卫生工作的重要内容之一。在传染病，尤其是以食物为传染媒介的胃肠道传染病肆虐时，当时的卫生行政机关往往会采取加强清凉饮食管理的措施。清凉食品如"冷馒头、冷饼，冷肉"等，清凉饮品如酒、生水、茶水、水果等，皆易成为胃肠道传染病的感染媒介。[1] 在1940年霍乱肆虐剑阁县城时，防疫队报告，"对于饮食检查，吾人非常注意，除由警察按日清查外，并由吾人偕同县长，随时亲往各街检查"。[2] 经过一段时间后，防疫队认为该项工作"收效颇大"。[3] 江津县卫生院也上报省卫生（实验）处，"饮食店检查"为其防疫的一项常规工作。[4] 1941年4月29日，四川省卫生（实验）处主持召开成都防疫委员会会议，通过了"如何取缔饮食店及食物"提案，决议"由省卫生实验处拟具办法，警宪负执行责任"。[5] 1942年8月份以来，四川各县"相继报告发现霍乱，尤以长江上下游城市为甚"，当时的

---

① 临时防疫队：《二十九年秋剑阁三台等处扑疫记》，载《卫生通讯》1941年3月第1期。

② 同上。

③ 同上。

④ 《江津县卫生院工作报告》（自民国二十九年十一月起至三十年八月止），载《卫生通讯》1941年12月第10期。

⑤ 《成都防疫委员会三十年度第一次会议》，载《卫生通讯》1941年5月第3期。

四川省卫生（实验）处在《卫生通讯》上发布《各卫生院所注意》的通告，要求"尚未发现（霍乱）县份之各卫生院"，采取"即时会同有关机构取缔清凉饮食品"等预防措施。① 1943 年 6 月，四川省卫生（实验）处收到"云南卫生处代电通知"，得知"大理于五月廿九日发现霍乱"。② "鉴于川滇距离匪远"，当时的省卫生（实验）处遂再次在《卫生通讯》上发布《各市县卫生院所注意》的通告，提示各市县卫生机构采取"禁止出售冷食"等预防措施，"以防患于未然为要"。③ 至抗日战争后期，卫生行政机关对公共饮食及其摊贩管理的行政行为逐渐走向制度化、规范化。在有条件的地方，卫生机构往往设有卫生稽查员专司其职。尤其是在成都，负责"卫生商店摊贩"等事项指导的卫生稽查制度在市卫生事务所成立后建立起来。④ 卫生稽查员应具备的资格、工作的职责等都有明文规定。⑤ 1944 年公布的《战时县卫生工作评判标准》在环境卫生条目下列有"食物及清凉饮食"项目的考核，并规定"夏令用纱罩盖食物及水果"、"细菌检查"、"饭店管理"为其三项具体内容。⑥ 该文件第二章《战时县卫生工作测验标准细则》对各项内容在考核中所占的比例及每年应实施该内容检查的次数均作了细致的规定。⑦

（四）加强卫生宣传

民众的防疫观念与疫灾防控的效果紧密联系在一起。如种痘、接种等工作都需要民众的自觉配合。抗战时期的卫生机构往往采取卫生运动、散发传单、卫生讲演、卫生展览、张贴标语、卫生壁报、报刊宣传等形式向民众宣传防疫知识。如那时的卫生宣传资料《快种牛痘》，借助老百姓喜闻乐见的民间语言艺术——金钱板的形式，将天花的危害

---

① 四川省卫生（实验）处：《各市县卫生院所注意》，载《卫生通讯》1942 年 9 月第 19 期。

② 四川省卫生（实验）处：《各市县卫生院所注意》，载《卫生通讯》1943 年 6 月第 28 期。

③ 同上。

④ 成都市档案馆馆藏档案，全宗号：38，目录号：5，案卷号：30，第 215 页。

⑤ 《成都市政府卫生事务所卫生稽查员服务规则》，成都市档案馆馆藏档案，全宗号：38，目录号：5，案卷号：28，第 154—159 页。

⑥ 《战时县卫生工作评判标准》，载《卫生通讯》1944 年 7 月第 39 期。

⑦ 同上。

性、种痘的方法、注意事项、种痘的时间等用通俗易懂的大白话向民众灌输，极易为民众所接受。

快种牛痘——卫生宣传资料（金钱板）①

列位先生请哑静，　　　　　　细听在下唱分明。
金钱板，我本来生得很，　　　黄腔顶板一点也不行，
如果唱得不好听，　　　　　　还紧原谅我是个学生。
几句闲话交待尽，　　　　　　再听愚下唱正文。
我一不唱中国抗日本，　　　　我二不唱苏德大交兵，
我三不唱湘北大捷我军得了胜，小日本弃甲丢盔走如云，
我四不唱空军轰炸真鼓劲，　　前线上空布满我神鹰。
我唱的是天花传染病，　　　　一不小心就染上身，
染了天花凶得很，　　　　　　发寒还要抽筋，
头痛背痛痛得要命，　　　　　浑身上下出麻疹，
灌脓流血不干净，　　　　　　血里中毒病非轻，
十天半月在床上滚，　　　　　医治不好就要命过经，
自己死了不要紧，　　　　　　死了一个还要传染人。
就说是福大命大逃脱性命，　　也落得满脸是坑坑，
再不然耳聋眼瞎那才气冈，　　五官残废痛苦终身，
女儿家打扮多费胭脂粉，　　　脂粉虽多也把坑坑填不平，
"麻么姑"终归成话柄，　　　　有这毛病媒人不上门，
二三十岁还在家中坐着等，　　兄弟怨恨父母痛在心，
男子满麻面也可恨君，　　　　好姑娘不愿嫁个麻郎君，
看别人郎才女貌把福享尽，　　自己是孤孤单单一个人，
在白天还有三朋四友把日子混，到夜来一个独坐到孤灯，
长吁短叹空怨恨，　　　　　　只好去抱着铺盖当爱人，
出天花的害处说不尽，　　　　一言打住再唱下文。
虽然是天花这病凶得很，　　　但也有防它法子断它根，
接种牛痘是法定，　　　　　　真是个又妙而又灵，

---

① 子涵：《快种牛痘》，载《卫生通讯》1941年11月第9期。

种牛痘防天花谁也相信，　　　　　　这原是种寻常事情，
这种方法本是舶来品，　　　　　　　发明的是个大医生，
他名叫冉纳自幼聪颖，　　　　　　　原来是个英国人，
他看见出了牛痘便不害天花，　　　　传染病研究多年才成就这个发明。
论种痘简单得很，　　　　　　　　　等我一一唱分明，
用点酒先把膀子擦干净，　　　　　　酒精一干就得行，
满点痘苗稍等一等，　　　　　　　　再拿一根种痘针，
用酒精把针尖上的毒消尽，　　　　　在痘苗里面划上两道痕，
小小心心不用劲，　　　　　　　　　把皮肤划破一二分，
不要流血顶要紧，　　　　　　　　　所以不能划得太深，
那痘苗浸尽皮肤就有劲，　　　　　　慢慢的力量就发生，
也不用纱布棉花包得稳，　　　　　　包扎稳血脉反转不畅行，
如果发馊不要紧，　　　　　　　　　切记不乱搔乱抓成祸根，
也不要洗澡弄破痘泡被水浸，　　　　这件事情得小心，
且等它自然而然朝前进，　　　　　　流净水液是正经，
周围红肿轻得很，　　　　　　　　　红肿地位也不过几公分，
再过几天红肿就消尽，　　　　　　　干疤落痂就大功告成，
从此后有了反疫力量就充狠，　　　　不害天花全家喜盈盈。
至少也要管个三年整，　　　　　　　过三年再种一次也该应，
有人说春天种痘才相称，　　　　　　因为是春天暖和多天晴，
其实何必这样等，　　　　　　　　　误了自己还要误别人，
要种就种不打顿，　　　　　　　　　春夏秋冬都得行。

　　1944 年 3 月，国民政府公布之《种痘条例》第五条、第七条规定，"遇有天花流行时县市卫生机关得施行强迫种痘，不论儿童或成人均应一律受种"、"非因疾病或其他正当理由未于规定时期种痘者除自请补种外，县市卫生机关得强迫补种，其不补种者得对其父母或监护人处三十元以下罚金"。[①]但抗战时期四川由于宣传工作贴近民众，还未曾见到卫生机关强迫种痘、民众强力抗种等事例报道。当时的遂宁县卫生院报告

---

　　①　曾宪章编：《卫生法规》，大东书局 1947 年版，第 149—150 页。

通过在种痘前"满贴标语"、"种痘宣言"等大力宣传后,"地方民众对于种痘可防天花一事,多已明了"。① 连屏山、茂县边区医疗队也报道,"推进种痘工作,尚行顺利"②、"种痘人数较多、因民众对种痘认识较深"。③ 由此可见,抗战时期四川的卫生宣传工作发挥了启迪、教育民众的积极作用。

(五)限制人口流动

限制人口流动是隔断疫源的重要措施之一,也是疫控防控的一项常规性措施。在交通沿线设立交通检疫站、在农村集市禁止赶场是疫情来袭时限制人口自由流动而采取的两种最常用的方法。1940年,四川省卫生(实验)处公布《四川省各市县设定检疫站办法》。内容如下:

四川省各市县设定检疫站办法

一、四川省卫生实验处为防止传染病流行起见,于必要时得指定适当地点设立检疫站,并得责由当地或邻近卫生机关办理之。

二、被指定设站地方之市县政府,应协助所指定之卫生机关,于规定十日内组织成立,并担负必要经费之半数,其余半数,由省款补助之。

三、检疫站有指挥当地警察之权。

四、检疫站应检查来往旅客以断定其有无患染疫病者,如有发现时,应立予隔离并设法运往医院治疗。

五、检疫站于发现疫病后应施行车船消毒,其方法另定之。

六、检疫站负责担任预防注射。

七、检疫站应按日填报日报表,分送县政府或市政府与省卫生实验处,表式另定之。

八、检疫站于必要时有停止旅客出入县境之权(应立时电报省卫生实验处备查)。

九、检疫站每月经费至多不得超过五百元,应于成立之前,将预

① 康容楚:《遂宁县卫生院工作概况》,载《卫生通讯》1941年9月第7期。
② 《边区医疗队第二队在屏山展开工作》,载《卫生通讯》1941年6月第4期。
③ 《边区卫生工作近况》,载《卫生通讯》1941年7月第5期。

算由县市政府转呈省卫生实验处核定施行。

十、本大纲自四川省政府公布之日施行。①

《办法》第三、四、八条均说明检疫站具有一定的强制力，其目的在于切断疫源以维护公共安全。1944 年 8 月，四川省卫生（实验）处设置检疫站的办法进一步完善，并重新公布《四川省各县市设置临时检疫站及实施检疫办法》，由各交通干线之卫生院负责办理，检疫工作内容由十条扩展为十六条。② 新办法在保留检疫站强制力的同时，较 1940 年的办法更细致，更便于操作。设置交通检疫站目的是为了阻止疫病感染人群的流动，并将检疫出的传染病人立即隔离治疗，以防止疫情的扩大和传播。在疫情肆虐地设立检疫站主要是为了禁止该地民众流出，在非疫区设立检疫站则是为了阻止传染病人的流入。以 1940 年川北霍乱为例，剑阁设立检疫站"除对往来旅客加以检视及预防注射外，并商得当地县长同意，于即日起，八周之内禁止剑阁人民出境，以免将疫症带至他处"。③ 而斯时邻近川北的三台县城附近"无霍乱病例发生"，但三台"与盐亭接壤各乡镇，则流行颇剧"。④ 当时的三台防疫组织遂在临时防疫队的协助下，"在沿盐亭三台公路之富顺场，设立检疫站"。⑤ 设置三台检疫站的目的是为了阻止盐亭霍乱病人的传入。斯时成都市也设有交通检疫站，其目的与三台检疫站相同。⑥ 那时的四川省卫生（实验）处陈志潜认为，1940 年川北大霍乱，"成都未被蔓延"，设立检疫站为重要原因之一。⑦

当时，在乡镇及其附近区域，赶场是人口聚集最重要的方式，也是引发和扩大疫情的主要原因。"每届场期，四乡居民均来赶场"，使乡镇人

① 《四川省各市县设定检疫站办法公告》，四川省档案馆馆藏档案，全宗号：民 113，案卷号：129，第 101 页。

② 《四川省各县市设置临时检疫站及实施检疫办法》（民国三十三年八月三十日公布），载《卫生通讯》1944 年 10 月第 42 期。

③ 临时防疫队：《二十九年秋剑阁三台等处扑疫记》，载《卫生通讯》1941 年 3 月第 1 期。

④ 同上。

⑤ 同上。

⑥ 李仕根：《巴蜀灾情实录》，中国档案出版社 2005 年版，第 220 页。

⑦ 《成都防疫委员会三十年度第一次会议》，载《卫生通讯》1941 年 5 月第 3 期。

口流动大大加剧；且赶场民众"多集于茶馆，并购零食"，不洁饮食、茶水成为传染病传播的媒介。① 如1940年剑阁金仙场大霍乱，从地理分布上看，"以金仙场为中心，四处蔓延"；从时间上看，"每次霍乱病菌发现，均在场期后一二日"。此两点说明"此次霍乱之蔓延，多与赶场有关"。② 当时的临时防疫队即向剑阁"县长及第十四区专署林专员建议，通令所属，如有霍乱流行之乡镇及其附近区域，一律禁止赶场"。③ "梓潼县城及有疫症流行区域"及三台等地，也"仿剑阁办法"，"一律禁止赶场，以免疾症蔓延他处"。④ 禁止赶场减少了乡镇人口聚集的机会，使外来人口流入极少，且"交通素阻之山地"⑤ 附近的乡镇的人口流动大大趋缓，对传染病，尤其是因人群密切接触和饮食而感染的各种传染病的控制效果尤佳。

第二节　战伤救护

抗战时期四川虽然地处后方，不是两军对垒的直接战场，但却是日机空袭的重要目标。空袭造成大量的平民伤亡。空袭救护成为抗战时期四川公共卫生工作的重要内容之一。

一　日机空袭四川概况

1938年2月至1944年底，日机对四川进行了长达7年的轰炸。其集团轰炸、连续轰炸、低空扫射、回航轰炸、掩护轰炸、照明轰炸等破坏力极强的野蛮轰炸方式造成了惨重的人员伤亡。日机每次轰炸四川，其目标都集中在四川各交通要道、军事基地、空军机场，甚至各类学校、医院、平民居住区、外国领使馆、教会、教堂等地。

日机最初轰炸四川，空袭航线大多沿交通路线飞行。随着四川各地防空监视哨建立，日机开始迂回绕道，企图避开各地监视哨所监视，其轰炸

---

① 临时防疫队：《二十九年秋剑阁三台等处扑疫记》，载《卫生通讯》1941年3月第1期。
② 同上。
③ 同上。
④ 同上。
⑤ 同上。

重点集中在重庆、成都，梁山、万县等地次之。

据当时的四川政府统计处资料统计，抗战时期日本至少出动飞机7380 架次以上，投下炸弹至少 26826 枚，遍及全四川 65 个县市。① 全四川被炸死亡人数达 22500 余人，炸伤人数 26000 余人。其中，1939 年至1941 年底为日机大规模轰炸四川阶段。这三年中，四川被炸死人数达22300 余人，占轰炸死亡总人数的 99.3%；被炸伤人数计 25600 余人，占负伤总人数的 98.7%。② 以成都为例，1939 年有 6 月 11 日、10 月 1 日、11 月 4 日 3 次大轰炸。1940 年有 5 月 18 日、5 月 19 日、7 月 24 日、10月 4 日、10 月 5 日、10 月 27 日 6 次大轰炸。1941 年有 5 月 20 日、5 月22 日、7 月 27 日、8 月 31 日 4 次大轰炸。③

从省内各市县人口伤亡的分布情况看，全省 65 个市县，遭到轰炸且有伤亡人数差异很大。死亡人数 1500—10000 人的有成都、万县；1500人的有奉节；500—1000 人的有合川、泸县、乐山；400—500 人的有自贡、南充、梁山；300—400 人的有合江；250—300 人的有阆中、巴县、巫山，200—250 人的有广元、涪陵；150—200 人的有隆昌、达县、綦江、忠县、北碚、三台、南川、松潘；100—150 人的有渠县、云阳、开县、大竹、永川；80—100 人的有宜宾；60—80 人的有内江、广安、遂宁；40—60 人的有璧山、丰都、富顺、双流；20—40 人的有铜梁、秀山、成都县；10—20 人的有新津、新都、仁寿、江津、长寿、南部、金堂、盐亭、绵阳、城口、巫溪 11 个县。④

1941 年后，大量日本战机从中国战场调往太平洋战区，再加上中国空军实力的增强，从 1942 年开始，日机轰炸四川从大规模轰炸阶段进入零星轰炸阶段。

空袭救护不但带来了大量的人员伤亡和财物损失，还引起了社会心理的动荡，给社会安定乃至抗日战争全局带来了十分不利的影响。斯时，四川省卫生（实验）处将之视为"安定后方之重要工作"，"本处成立木此

---

① 不含重庆市。
② 四川省档案馆：《四川抗战档案史料选编》，西南交通大学出版社 2005 年版，第 22—23页。
③ 同上。
④ 同上书，第 23 页。

意义"之一，积极筹划。①

二　空袭伤民救护工作开展情况

（一）成都市的空袭救护工作

成都市是四川省会，战略地位特殊，其遭受日机轰炸的频率、强度及所受损失程度均居抗战时期四川之首，因而"救护工作至为繁重"。② 当时的四川省卫生（实验）处成立以前，四川省的空袭救护事宜由防护团负责办理，此外，当时还有零星组织如赈济委员会、中央军校航空委员会、红十字会各救护队。成都市人口强迫疏散实施纲要是成都市办理疏散之总方针，关于空袭救护有两项规定：

> 1. 受伤市民于施行临时治疗后即由防空部防护团之担架队担至疏散区临时野外医院防护团，担架队原有担架二百架应增为五百架，担架夫之增设与训练由防空部克日完成之；
>
> 2. 省会疏散区临时野外医院分设东西两院，每院以能容五百架床为度，由民政厅就省卫生经费项下拨支，并负责克日组成，所需器械药品及医务人材，立向本市各公私医院征集调用，临时野外医院组织规程另订之。③

那时，四川省卫生（实验）处成立后，囿于工作人员和经费的局限，救护工作的重点主要在成都市区。鉴于空袭救护各组织"缺乏有效的配合，设备亦欠妥善"，当时的四川省卫生（实验）处于 1939 年 6 月 4 日召集"华西、齐鲁、中央"三大学附设联合医院、航空委员会医务科及高级医事职业学校等机关代表开会，商议成都空袭救护事宜。为改变各机构各自为阵、工作效率低的状况，会议决定整合资源，以统一指挥首要。6 月 7 日，由有关救济机关团体计二十余单位共同联合组成的四川省会空

---

① 《四川省卫生实验处及附属机关呈送二八年度五至十二月工作报告》，四川省档案馆藏档案，全宗号：民 113，案卷号：117，第 54 页。

② 同上书，第 8 页。

③ 《成都市人口强迫疏散实施纲要》（摘录），四川省档案馆藏档案，全宗号：民 113，案卷号：23，第 83 页。

袭紧急救济联合办事处成立。6 月 11 日成都遭受首次日机大空袭，大轰炸炸死 226 人，炸伤 432 人。面临严峻的形势，救联处召开全体紧急会议，议决由四川省卫生（实验）处处长陈志潜担任医疗组组长综理全部医疗事宜。①

医疗组负责以下四项工作：第一，"各种医药之购备统计分配事项"；第二，"轻重伤医院之设备事项"；第三，"各城门诊所及医务人员药品床位之准备设备事项"；第四，"各医院所住难民医药住院费之核发事项"。②

当时的四川省卫生（实验）处工作内容主要包括以下四个方面：

其一，整合当时的全市公私医疗资源，开展空袭伤民之治疗。由于当时"本市（引者注——成都市）并无纯粹公立医院除甫澄纪念医院系半公立性质外余均为教会医院"③，四川省卫生（实验）处只得积极寻求教会医院和私立医院的协作与配合。空袭发生后，由救护员对伤民作简单的处理后填具伤民伤票（详见表 3—11），再由担架队转送至其它治疗地点。④ 伤民伤票是伤民经费结算和转院的依据。伤票为三联单，编号分发救护员应用。每空袭后各区救护员及担架队即到灾场作急救及包裹处理，于伤票上填明日期、姓名、年龄、受伤情形及转送之重伤医院，以第一联备存，第二联由医疗所保存，第三联由伤民收执。在空袭救护中，伤民伤票的作用体现在两个方面：一方面，对伤民来说，伤票是其获得免费治疗的凭据；另一方面，对卫生机关而言，伤票也便于其对民众空袭伤亡情况的了解和提高救护工作的效率。1939 年底，四川省卫生（实验）处将全市公私医疗资源均纳入伤民空袭救护组织体系（详见图 3—1），以就近、快捷、高效处理伤民为原则，确立全市"轻重伤民之转送程序与地点"，

---

① 《四川省卫生实验处空袭救护工作报告》，四川省档案馆馆藏档案，全宗号：民 113，案卷号：220，第 115 页。

② 同上。

③ 《四川省卫生实验处及附属机关呈送二八年度五至十二月工作报告》，四川省档案馆馆藏档案，全宗号：民 113，案卷号：117，第 12 页。

④ 《本署组织防空救护队两队以备敌机空袭时救护受伤军民》（民国二十八年六月十二日），四川省档案馆馆藏档案，全宗号：民 113，案卷号：23，第 102 页。

"俾收事半功倍之效"。①

<table>
<tr><td colspan="2">表 3—11　　　　　　　　　空袭伤民伤票②</td></tr>
<tr><td>伤票</td><td></td></tr>
<tr><td>姓名</td><td></td></tr>
<tr><td>性别</td><td></td></tr>
<tr><td>年龄</td><td></td></tr>
<tr><td>籍贯</td><td></td></tr>
<tr><td>住址</td><td></td></tr>
<tr><td>职业</td><td></td></tr>
<tr><td>受伤日期</td><td></td></tr>
<tr><td>受伤地点</td><td></td></tr>
<tr><td>受伤种类</td><td></td></tr>
<tr><td>受伤部位</td><td></td></tr>
<tr><td>民国　　　　　年　　月　　日填</td><td></td></tr>
</table>

其二，增设伤民临时治疗所和伤民收容所。为了扩大接受伤民的能力，增强主动性，当时的四川省卫生（实验）处在各城门设立临时治疗所，在郊外设立伤民收容所 6 所。收容所分布情形为成都北区 1 所、西区 2 所、东区 3 所，"共有二百七十病床可资应用"。③ 8 月 12 日，各私立医院收容的未出院的伤民 7 名，均送往郊外伤民收容所。④

其三，建立疏散区卫生队。为减少损失，空袭期间成都市实施了人口强迫疏散。疏散区域以"成都市为中心，距城三十里为半径之圆周内之各

---

① 《四川省卫生实验处及附属机关呈送二八年度五至十二月工作报告》，四川省档案馆馆藏档案，全宗号：民 113，案卷号：117，第 13 页。

② 《本署组织防空救护队两队以备敌机空袭时救护受伤军民》（民国二十八年六月十二日），四川省档案馆馆藏档案，全宗号：民 113，案卷号：23，第 102 页。

③ 《四川省卫生实验处及附属机关呈送二八年度五至十二月工作报告》，四川省档案馆馆藏档案，全宗号：民 113，案卷号：117，第 12 页。

④ 同上。

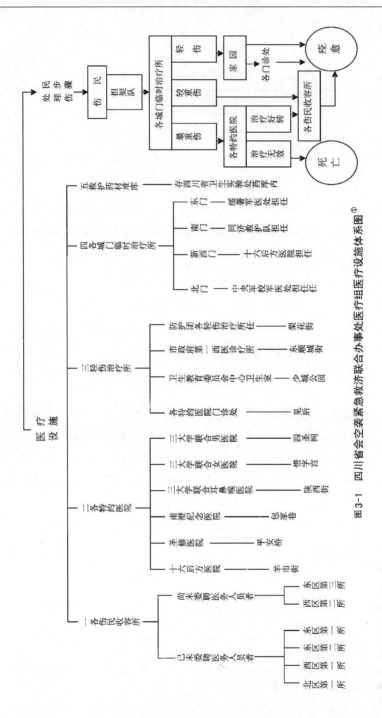

图3-1 四川省会空袭紧急救济联合办事处医疗组医疗设施体系图①

① 《四川省会空袭紧急救济联合办事处医疗组医疗设施体系图》（民国二十八年十二月），四川省档案馆馆藏档案，全宗号：民113，案卷号：117，第11页。

乡镇"① 为界。疏散区内人口骤然增加，"人畜与共，饮食起居骤易常态，加以天气逐渐炎热，致病之机会与日俱增，而乡镇医药素感缺乏"。② 有鉴于此，1939 年 6 月起，四川省卫生（实验）处在成都市郊组织疏散区卫生队 3 队，分驻茶店子、郫县、新繁三处。"全队设队长一人，医师一人，护士三人助产士三人"③，负责疏散区"诊治疾病、临时急救、预防注射及种痘、环境清洁、防疫宣传、救护协助事项"等工作。④ 郫县卫生院成立后，疏散区卫生队集中于茶店子办理卫生事务，其在 1940 年上半年开展了很多工作（详见表 3—12）。

其四，赶制救护材料。当时，救联处拨款 1 万元给四川省卫生（实验）处代为准备各种救护材料，"本处除向卫生署代购一部份外，并加紧就地赶制以备急需，先后发出救伤包一万只、绷带六千只及其他各种急救药材多种"。⑤

为了应对可能发生的更大的空袭，1941 年 7 月，四川省卫生（实验）处"拟具……省会二千伤民收容医疗计划"。⑥ 计划书内容如下：

1. 城内外现有公私立医院与伤民收容所尽量接收受伤军民：

华大齐大联合医院（四圣祠街）可收容 400 人

公立医院（正府街）可收容 200 人

中央军校附属医院可收容 100 人

省立传染病院（少城实业街）可收容 100 人

天主堂医院（平安桥）可收容 100 人

甫澄纪念医院（包家巷）可收容 100 人

---

① 四川省档案馆：《四川抗战档案史料选编》，西南交通大学出版社 2005 年版，第 44 页。

② 《四川省卫生实验处及附属机关呈送二八年度五至十二月工作报告》，四川省档案馆馆藏档案，全宗号：民 113，案卷号：117，第 14 页。

③ 同上。

④ 同上。

⑤ 《四川省卫生实验处及附属机关呈送二八年度五至十二月工作报告》，四川省档案馆馆藏档案，全宗号：民 113，案卷号：117，第 9 页。

⑥ 《省会二千伤民收容所医疗计划》，四川省档案馆馆藏档案，全宗号：民 113，案卷号：219，第 30—36 页。

存仁医院（陕西街）可收容 100 人

东西北郊外伤民收容所可收容 200 人

共计 1300 人

此 1300 受伤者之医药费用由省会空袭救济联合办事处负责，暂定为：门诊每人每次 1.50 元，住院每人每日 3.00 元，贵重药品与手术费另算。该联合办事处经费由中振会与省府补助，盼望以后不成问题。

2. 城外东南西北各方增设郊外临时医院：

东门外三官堂征用成城中学，足容伤民 200 人，由四川省卫生（实验）处技术人员负责办理并与航空委员会医务所合作。

西门外增设伤民收容所一所，并扩充公立医院，足容伤民 200 人，由四川省卫生（实验）处与中央大学医学院共同负责。

北门外借用清华中学，由中国红十字会 90 队人员负责，足容伤民 150 人。

南门外借用华西坝新建医院由五大学寄居华西坝医生负责，以医生 A. Best 为首领，足容伤民 150 人。

以上合计增加容量 700 人。

城外东、南、西、北各方增设的郊外临时医院合计增加容量 700 人，加上城内现有公私立医院与伤民收容所接收伤民 1300 人，两者合计能收容伤民 2000 人。再加上"增加运输工具"、"拨发医药材料专款二万元"、"借用绥靖公署被褥"① 等其他三条措施，成都市伤民医疗救护能力达到相当程度，一般伤民均能较快得到政府部门提供的医疗救护服务。

---

① 《省会二千伤民收容所医疗计划》，四川省档案馆馆藏档案，全宗号：民113，案卷号：219，第30—36 页。

表3—12　　　茶店子疏散区卫生队1940年1月至6月份工作情况①　　　（单位：人）

工作类别			数　量	工作类别			数　量
诊断工作	诊断次数	门　诊	5273	预防工作	种痘	初种	679
						复种	931
		急　诊	12			合计	1610
					预防注射	第一次	1418
						第二次	1013
		出　诊	12			第三次	622
	就诊人数	初诊 男	1400			合计	3053
		初诊 女	1499	妇婴卫生	产前检查	人数	22
		复诊 男	3949			次数	31
		复诊 女	1606		接生人数		7
	总计 共		8454		产检人数		1
治疗工作	发药次数		4076		复查次数		1
	治眼次数		962		育婴指导人数		168
	注射次数		43		家庭访视次数		38
	手术次数			环境卫生	清洁指导次数		583
	其　他		388		清洁检查次数		
疾病分类	法定传染病				水井消毒例数		
	内　科		911		厕所改良例数		
	外　科		2274	卫生教育	公开讲演次数		
	眼　科		782		个人谈话次数		1894
	皮肤花柳科		1215		发散传单张数		100
	耳鼻咽喉科		387		粘贴标语张数		80
	病案合计		5278				
备考							

① 《二十九年一至六月份疏散区卫生队工作报告表》，四川省档案馆馆藏档案，全宗号：民113，案卷号：129，第100页。

（二）成都市以外的空袭救护工作

对于成都市以外各市县空袭救护工作，当时的四川省卫生（实验）处的职责主要体现为指导、协助、督促、检查。当时的四川省卫生（实验）处补助空袭县份"药品与敷料"①，要求各县"斟酌必要，分设空袭救护队"②，并拟定《四川省各重要市县卫生院所办理空袭救护实施办法》、《四川省△△市县临时空袭救护队组织规程》和《四川省○○市县临时空袭救护队实施办法》要求各县遵照。③ 在条件不具备的地区，要求"各行政区督察区应各成立空袭救护防疫队"。④ 1941 年以前，各县空袭救护队"由中央分别补助药械经费"⑤，1941 年后各县空袭救护队补助费改由各县府列入地方预算内开支。对于空袭救护队设置困难的各县，当时的四川省卫生（实验）处提议"各行政督查区设救护防疫队一队，办理空袭救护与防疫"。⑥

1939 年乐山、泸州被炸之后，根据空袭救护已有的工作经验，当时的卫生署饬令四川省卫生（实验）处"立即严密其组织，改善其设备，充实其人员，并派员（到受空袭各县）详为视察，予以导助"。⑦ 在此背景下，四川省卫生（实验）处加快了筹建市县卫生组织的步伐，并指示各市县卫生组织"平常作种痘防疫各卫生工作，遇有事变即作救护工

---

① 《四川省卫生实验处及附属机关呈送二八年度五至十二月工作报告》，四川省档案馆馆藏档案，全宗号：民 113，案卷号：117，第 13 页。

② 《四川省成都、乐山、泸州等市县遭受空袭救济办法、指导联合办事处及卫生医院救护工作》，四川省档案馆馆藏档案，全宗号：民 113，案卷号：220。

③ 《四川省各重要市县卫生院所办理空袭救护实施办法》、《四川省△△市县临时空袭救护队组织规程》、《四川省○○市县临时空袭救护队实施办法》，四川省档案馆馆藏档案，全宗号：民 113，案卷号：129，第 50—52 页。

④ 《四川省民政厅提案》，四川省档案馆馆藏档案，全宗号：民 113，案卷号：129，第 120 页。

⑤ 《四川省卫生处指令通知各县中央补助空袭救护药械费用》，四川省档案馆馆藏档案，全宗号：民 113，案卷号：222。

⑥ 《二九年一至六月份疏散区卫生队工作报告表》，四川省档案馆馆藏档案，全宗号：民 113，案卷号：129。

⑦ 《为奉军事委员会令以新运会总干事黄仁霖签为改善地方卫生机关及意见两项一案令仰遵照办理由》（民国二十八年十月三日），四川省档案馆馆藏档案，全宗号：民 113，案卷号：220，第 129—130 页。

作"。① 1941年四川省卫生（实验）处明令要求全省各市县公立卫生机构做到以下几点：第一，"空袭受伤民众一律收容"；第二，"如受伤太多或伤情复杂时，先行办理止血消毒手续，而后转送其他医院"；第三，"同时本处派人负责指挥转运与防护团派担架队协助运输"；第四，"住院伤民医药各种费用概由本处负责交结清算"。②

事实上，无论是成都市还是各市县，空袭救护工作都开展得非常不够。大量的伤民难以得到应有的医疗救护。如成都市"7·27"被炸后，东郊重伤医院呈报斯时的省卫生（实验）处指出，"一则经费未蒙确定，再则以医护人员未准设置，诚恐不幸而敌机压境被炸成灾，则伤患收疗虽有公输子之巧亦无法措施"。③ 再如1941年上半年，松潘被炸后，时任松潘县长的黄白殊电陈省政府，"该县梗日被炸，重伤百余人，轻伤登记二百余人，未登记而疏散回乡者，尚无统计"，恳请省政府"立饬卫生实验处多派医士，并运大批药品克程来松，速组伤民医院，以资救济"。④ 四川省卫生（实验）处"派驻茂县边区医疗队第一队队长张延前往协助办理救护事宜"。稍后，边区医疗队副总队长陈历荣也受命"飞松协助救助被炸伤民"。⑤ 但四川省卫生（实验）处认为松潘县政府"所请增派医官一员及组伤民医院各节，在事实上已属缓不济急，似无增派之必要"。但事实上并非"无增派之必要"，实为当时的省卫生（实验）处限于人力、财力，无法给予松潘县以更多的援助。据陈历荣报告，此次松潘被炸，"当场死亡二百零四人、重伤二百零四人、轻伤二百九十三人"。由于"伤民多、药品少、技术人员尤少"，医疗队"无法继续维持治疗工作"，"即以药品炸毁为辞停止工作且筹迁黄龙寺"，遂导致伤民"无医药信仰者自任其创伤恶化"，有医药信

---

① 《四川省成都、乐山、泸州等市县遭受空袭救济办法、指导联合办事处及卫生医院救护工作》，四川省档案馆馆藏档案，全宗号：民113，案卷号：220。

② 同上。

③ 《东郊重伤医院敬呈省卫生处》四川省档案馆馆藏档案，全宗号：民113，案卷号：219，第169页。

④ 《为呈复奉合以松潘被炸伤速派医士前往组织伤民医院并交练习机载药品救济一案遵办情开仰祈鉴核令遵由》（民国三十年七月十二日），四川省档案馆馆藏档案，全宗号：民113，案卷号：221，第6页。

⑤ 同上。

仰者"亦无可求而转赴内地"。① 四川省卫生（实验）处又将空袭救护的责任——这一皮球踢给地方，令饬松潘县政府"顾及事实需要兼及预防再度发生空袭伤亡，俾资策应计"，"迅按临时空袭救护队设置办法，组织该县空袭救护队以防不测"。同时函请当时的东区（注：第十六区）严专员（注：松潘所属专区）"召集贵属各该新县商筹成立卫生院"。② 严专员以"近奉省令不许召集各县长到署开行政会议，已分令各县遵照办理"。但汶川县政府复以"窃查本县地瘠民贫，兼之连年凶旱，地方财力极为枯窘，对于卫生院所，一时实无法举办"；③ 理番县政府也复以"目前地方财力异常支绌，筹设县卫生院，洵属不易，拟请从缓举办"。④ 各方貌似重视，互踢皮球，但文字官司不能解决实质问题，松潘伤民空袭救护工作事实上陷于停顿。

三 空袭对抗战时期四川公共卫生工作的影响

空袭是一把双刃剑，给抗战时期四川公共卫生工作带来了双面的影响。一方面，空袭给公共卫生工作的开展带来了极大的困难，不利于公共卫生工作的顺利开展。表现在以下几个方面：第一，市民、学生疏散到乡村，交通不便致使工作无法进行。⑤ 第二，医疗机构成为日机轰炸的重要目标之一。在 1939 年成都市"6·11"大轰炸中，四川省卫生

---

① 《四川省卫生实验处呈省政府：为据本处边区医疗队副总队长陈历荣报告救治松潘空袭被炸伤民经过情形转呈鉴核令遵由》（民国三十年十月八日），四川省档案馆馆藏档案，全宗号：民 113，案卷号：221，第 93—98 页。

② 《省卫生实验处致四川省第十六行政督察专员公署公函》，四川省档案馆馆藏档案，全宗号：民 113，案卷号：221。

③ 《四川省第十六行政督察专员公署公函：为据汶川县政府呈为无力筹设县卫生院一案请烦查照赐复由》（民国三十年九月六日），四川省档案馆馆藏档案，全宗号：民 113，案卷号：221，第 46 页。

④ 《四川省第十六行政督察专员公署公函：为据理番县府呈复奉令积极筹设县卫生院情形一案烦请查照由》（民国三十年九月二十日），四川省档案馆馆藏档案，全宗号：民 113，案卷号：221，第 49—50 页。

⑤ 参见周戎敏《大竹卫生院二十九年度工作概况》，载《卫生通讯》1941 年 5 月第 3 期；《隆昌卫生院 29 年工作概况》，载《卫生通讯》1941 年 7 月第 5 期；孙怀骐《万县卫生院三十年度工作概况》，载《卫生通讯》1942 年 5 月第 15 期；程美玉《成都市婴儿死亡率及其死因》，载《卫生通讯》1944 年 8 月第 40 期。

（实验）处"办公室侧亦落两弹"，导致办公"房屋损坏"。[1] 第三，工作人员生活难以安定，影响了其工作的积极性和效率。第四，空袭救护极大地占用了医疗机构的人力、物力、财力，使"平时卫生工作暂告停顿"。[2] 但另一方面，空袭又促进了政府对公共卫生工作的重视、各市县公共卫生机构的增设以及老百姓对卫生工作的认知和接受。如乐山、泸州被炸后，当时的四川省卫生（实验）处按照卫生署"立即严密其组织，改善其设备，充实其人员"的要求，加快市县卫生组织筹建的步伐。[3] 再如梁山威远在应付空袭工作中，四川省卫生（实验）处实感有成立县卫生院之必要，"请省府指令梁山威远两县提早成立县卫生院"，由四川省卫生（实验）处"派遣技术人员协助"。[4] 当时的四川省卫生（实验）处认为，"近一年来空袭减少，而各项救护工作中，能使民众认识卫生机构的价值，此亦为近年来本省各县卫生工作推行顺利之一原因"。[5] 1942 年新成立三台、铜梁、乐山、屏山、黔江、巫山等县卫生院，系由各该县空袭救护队改组而成。[6] 当时的中央政府和省政府对各市县空袭救护工作开展的物力、财力支持直接促进了该地区公共卫生事业的发展。

第三节 疾病治疗

民众疾病的医药救济是一种常态性质的公共卫生服务。与非公立诊所、医院以盈利为目的的医疗活动不同，抗战时期四川公立卫生机构的医疗服务是一种社会福利事业，其服从和服务于抗战时期国家公共卫生事业

---

① 《四川省卫生实验处及附属机关呈送二八年度五至十二月工作报告》，四川省档案馆藏档案，全宗号：民 113，案卷号：117，第 8 页。

② 《告各县卫生院所队主管人员》，载《卫生通讯》1941 年 10 月第 8 期。

③ 《内政部卫生署公函》，四川省档案馆藏档案，全宗号：民 113，案卷号：129，第 124 页。

④ 《拟梁山威远两县以地方情形特殊呈请派遣卫生队驻县协助救护以防不测一案除指令外合行抄发原呈令饬送照查酌办理具报由》（民国二十九年一月），四川省档案馆藏档案，全宗号：民 113，案卷号：220，第 120 页。

⑤ 《卫生通讯》（省卫生处三十二年度工作报告专号）1944 年 5 月第 37 期。

⑥ 四川省卫生（实验）处会计室：《本省卫生事业与经费》，载《卫生通讯》1943 年 5 月第 27 期。

的总体目标。

一 民众疾病治疗的性质

为什么将公立卫生机构疾病治疗活动看作现代意义的公共卫生事业？公立卫生机构疾病治疗与私立卫生机构疾病治疗在性质上有何不同？要认清这些问题应主要从政府的政策定位、公立卫生机构疾病治疗收费情况以及卫生机构的经费来源等方面分析。关于公立卫生机构的经费这一问题，前面已有论述，此处只探讨其他两点。

首先，从当时的政府政策定位考察。从中央政府看，公立卫生机构被定位为"公医"。抗战时期医政界和医学界都将实施公医制度视作"三民主义"之"民生"的应有之义。[①] 公医制度事实上就是一种政府补贴，是福利性质的国家医疗卫生制度。抗战时期卫生行政系统所办的公共卫生事业就是国家福利事业的一部分。公医意识不断增强并采取相应的措施，是抗战时期国民党中央政府卫生政策的一个趋势（详见第一章第三节）。从四川来看，1939 年 7 月，四川各县卫生院组织计划之工作提要明确将"医药治疗"界定为"医药救济"，通过"免收普通药费及住院费"这一途径，来实现"树医药平等之先声"的意义，使"一般人民均得享用近代医药之权利，而政府亦可尽其保障人民之责任"。[②]

1942 年 3 月公布的《四川省各县卫生院组织规程》明确规定卫生院的职掌之一即"办理全县医药救济事项"，通过设置"医务室"来"掌理全县医药救济"事项。[③]

其次，从市县卫生机构收费情况来看。四川市县卫生机构收费办法不能随意变更，收费文件需当时的四川省卫生（实验）处草拟，由国民党省政府委员会审核通过方可执行。1939 年 7 月，四川省卫生（实验）处

---

① 参见俞松筠《论医药救济》，载《社会卫生》（创刊号）1944 年 6 月第 1 卷第 1 期；刘冠生《战后我国公医制度的展望》，载《社会卫生》（创刊号）1944 年 6 月第 1 卷第 1 期；金宝善《我国卫生行政的回顾与前瞻》，载《社会卫生》1944 年 9 月第 1 卷第 3 期。

② 《四川省各县卫生院组织计划书》（工作提要），四川省档案馆馆藏档案，全宗号：民 113，案卷号：112，第 25 页。

③ 《四川省各县卫生院组织规程》（民国三十一年三月十九日公布），载《卫生通讯》（法规专号）1944 年 1 月第 33 期。

草拟的《四川省各县卫生院收费办法》① 和《四川省各县卫生院收费规则》② 是抗战时期四川最早的有关县卫生院医药治疗收费的条文。该《办法》规定，"本省为实施公医制度起见，凡一切医药皆以不收费用为原则"，但"唯以开办伊始经费不甚充裕，困难势所难免"，③ 又不得不收取一定的费用。通过"廉价"、"限价"、"免费"、"减免费用"等形式，卫生行政机构实现国家卫生事业的"公共性、福利性"。四川各县卫生院收费办法共计以下 10 条，详细内容如下：

四川各县卫生院收费办法

一、凡本省各县卫生院之收费事项均依本办法办理。

二、门诊挂号系为维持门诊次序而设，其数目以二分为限，急症挂号可略为提高，但最多不得超过二角，贫苦者得完全免费。

三、凡普通消耗品如内服外敷等药一律免费。

四、凡非消耗品而能移作别用者，如药瓶、滴管、腹带等，则照原购价取费，其用毕退还者，再以半价收回。

五、贵重药品如血清、九西等，自非目前卫生院之经济能力所能免费供给，可原价收取或令患者自购。

六、外科或产科手术等以不收费为原则，其需用特殊材料者得酌收材料费。

七、住院治疗仅收饭费，其数目可照当地情况规定，唯贫苦者于必要时饭费亦得减免，但以所有免费床位数为限。

八、出诊治疗对时间过于浪费，以减少至最低限度为原则，务使重病者住院、轻病者门诊，若有特殊情形亦以本城为限，每次收费两元，药费另加以示限制。

九、出院接生以五里内为限，往返车费由病家代出，路远者则应令其住院生产。

---

① 简称《办法》。
② 简称《规则》。
③ 《四川省各县卫生院收费办法》，四川省档案馆馆藏档案，全宗号：民 113，案卷号：219，第 19 页。

　　十、如患者经治愈后感念医疗设施之重，情愿捐助设备者，得以卫生院之名义接受之，但须呈报省卫生实验处备查，各工作人员不得以私人名义接受患者之赠与。①

　　四川各县卫生院收费规则是按照当时的四川省卫生院收费办法制定的。《规则》与《办法》的内容基本一致，但显得更明确，便于遵循。

　　　四川各县卫生院收费规则
　　　一、挂号费——贫苦患者免收。
　　　1. 普通号：于规定时间内按次就诊，初诊每次二分、复诊一分。
　　　2. 急诊号：不限时间，但以实系急诊为限，每次收费二角。
　　　二、药费——贫苦患者酌量减免。
　　　1. 普通药品：完全免费。
　　　2. 贵重药品：照原购价收取。
　　　三、手术费——暂行免收。
　　　四、外科换药——免费。
　　　五、出诊——以城内为限，每次二元。
　　　六、住院费——仅收饭费，普通每日二角、特别每日五角，贫苦患者必要时得酌量减免。
　　　七、接生费：
　　　1. 住院生产者：按住院办法办理。
　　　2. 在家生产者：由病家出往返车费，唯以五里内为限。②

　　以上两个关于公立卫生机构医药治疗收费的文件，体现了抗战时期四川省卫生（实验）处对于卫生事业乃福利事业的理解和贯彻。低廉收费乃至不收费的种种规定将公立卫生机构的医药治疗与私人开业的营利性医疗活动区别开来。但由于没有市县卫生院运行和管理经验作为基础，其具

---

　　① 《四川省各县卫生院收费办法》，四川省档案馆馆藏档案，全宗号：民113，案卷号：219，第19页。

　　② 《四川各县卫生院收费规则》，四川省档案馆馆藏档案，全宗号：民113，案卷号：219，第20页。

有一定的理想主义色彩。为适应变化的形势和现实的需要，县市卫生院所的收费规则在抗战时期进行了三次调整。

　　第一次调整呈文由当时的省政府 1941 年 5 月 9 日（民二字第一二六一二号指令）审核通过，并公布施行，新的收费规则命名为《四川省各县卫生院所收费暂行规则》。① 第二次提价在 1942 年底，当时的四川省卫生（实验）处以"过去本省各县市卫生院所收费极微，近因各院所纷以市面辅币减少，找补困难"② 为由，要求提高收费标准。新的收费规则经四川省政府"第六〇一次"省务会议通过，核准公布施行，并在原名上加了"修正"两字，名为《各市县卫生院所收费规则修正》。最后一次涨价时间在 1943 年 11 月初，四川省第二届卫生行政技术会议（成都区）召开时。当时的简阳县卫生院提"请增加挂号费案"，华阳县、新都县、第一行政区中心卫生院均附议。经过讨论，时任第一行政区中心卫生院的贾院长提出的"可否改为初诊四元，复诊二元"，③ 被四川省卫生（实验）处采纳，并"提付第六六〇次省府委员会议决议通过亟应通饬施行"。④ 自 1944 年 3 月起各市县卫生院执行新的《四川省各县市卫生院所收费规则》标准。⑤

　　抗战时期四川省各市县卫生院所收费每次调整的项目主要涉及门诊挂号费、急诊挂号费、出诊收费，而药品、手术及外科换药费、住院费及贫民收费则无大的变化。根据各条令的具体内容，笔者对其收费标准进行了比较（详见表 3—13）。

---

　　① 《四川省各县卫生院所收费暂行规则》（省会民国三十年五月九日民二字第一二六一二号指令公布），载《卫生通讯》1941 年 7 月第 5 期。

　　② 《各市县卫生院所收费规则修正》，载《卫生通讯》1942 年 12 月第 22 期。

　　③ 四川省卫生（实验）处编：《提案》（第二类经费类），载《卫生通讯》（四川省第二届卫生行政技术会议专号）1943 年 12 月第 32 期。

　　④ 《四川省政府训令成都市政府》（民国三十三年卫一字第 2695 号），成都市档案馆馆藏档案，全宗号：38，目录号：5，案卷号：32，第 78 页。

　　⑤ 《各市县卫生院所收费规则》，四川省档案馆馆藏档案，全宗号：民 113，案卷号：123，第 84 页。

表 3—13　　　　　　　　　抗战时期四川县市卫生机构收费情况比较表①

执行时间及法规名称	门诊挂号收费	急诊挂号收费	药品收费	手术及外科换药费	出诊费	住院费	对贫民收费	较以前增长比例
1939 年县卫生院成立时《四川各县卫生院收费规则》	初诊每次二分复诊一分	每次收费二角	普通药品：完全免费；贵重药品照原购价收取	手术费暂行免收；外科换药免费	以城内为限每次二元	仅收饭费；普通每日二角、特别每日五角	挂号费贫苦患者免收；药品、住院费贫苦患者酌量减免	
1941 年 5 月起《四川省各县卫生院所收费暂行规则》	初诊贰角复诊壹角	每次收费壹元	普通药品完全免费；贵重药品照原价收取	手术费免费；外科换药免费	以五里为限每次三元	住院病人免收，医药费仍按"普通药品完全免费，贵重药品照原价收取"；办理"病人伙食"照当地生活情形酌定、代办	凡遇贫苦病人所有各条费用均得酌予减免	门诊收费提高 10 倍，急诊收费提高 5 倍
1942 年底起《各市县卫生院所收费规则修正》	初诊壹元，复诊五角	二元	药费免收，贵重药品及卫生材料照原价收取	无变化	出诊五元	住院仅收伙食费	贫苦病人全免	门诊收费提高 5 倍，急诊收费提高 2 倍

① 本表根据以下资料整理：《四川各县卫生院收费规则》，四川省档案馆馆藏档案，全宗号：民 113，案卷号：219，第 20 页；《四川省各县卫生院所收费暂行规则》（省会三十年五月九日民二字第一二六一二号指令公布），载《卫生通讯》1941 年 7 月第 5 期；《各市县卫生院所收费规则修正》，载《卫生通讯》1942 年 12 月第 22 期；《各市县卫生院所收费规则》，四川省档案馆馆藏档案，全宗号：民 113，案卷号：123，第 84 页。

续表

执行时间及法规名称	门诊挂号收费	急诊挂号收费	药品收费	手术及外科换药费	出诊费	住院费	对贫民收费	较以前增长比例
1944 年 3 月起《四川省各县市卫生院所收费规则》	初诊四元复诊二元	拾元	普通药品费用免收;贵重药品及卫生材料费用照原价收取	手术费及外科换药费完全免收但所耗之贵重药品及绷带布料等照原价收取	应先挂号但须另纳出诊费贰拾元出诊里程以五华里为限	伙食得由院方斟酌当地情形统筹代办,照价收费	凡遇贫苦病人所有各费应酌予减免	门诊收费提高4倍,急诊收费提高5倍

尽管市县卫生院所的门诊、急诊、出诊收费成数倍增长,尤其是门诊挂号收费从 1939 年"初诊每次二分复诊一分",涨到 1944 年"初诊四元,复诊二元",提高了 200 倍,但与高涨的物价相比其涨幅仍然偏低。至抗日战争结束,成都市各项趸售国货物价、机关办公用品价格、平民家庭生活费等各项物品指数较战前的涨幅最高达到 5802 倍、最低也在 329 倍(详见表 3—14)。因此,可以判定公立卫生机构的医药治疗是一种政府补贴性质的福利医疗,与私立诊所和医院开展的营利性质的医疗活动有本质的区别。

表 3—14　　　　　成都市 1945 年底各项物价与战前涨幅[①]　　　　(单位:倍)

物品项目		1945 年底较战前涨幅
注:为趸售国货物价总指数	食物类	2002
	衣着类	2143
	燃料类	3854
	金属类	5802
	建筑类	2468
	杂项类	1941

---

① 参见四川省档案馆编《四川省抗日战争时期各类情况统计》,西南交通大学出版社 2005 年版,第 75 页。

续表

物品项目		1945 年底较战前涨幅
注：机关办公用品价格总指数	文具类	1271
	消耗类	3143
	印刷类	444
	邮电旅费	329
	修缮类	1794
	杂项类	1509
平民家庭生活费指数		1998

二　民众疾病治疗的重要性及形式

就抗战时期四川整个民众公共卫生服务体系的设计上看，疾病医药治疗并不占据主要地位。危及社会稳定的疫病防控、空袭救护才是抗战时期四川公共卫生机构的中心工作。其适应了战时社会最紧迫需要，并与当时社会卫生保健水平低，公共卫生服务供应量极度不足有关。但在公共卫生实施过程中，尤其是在当时的县卫生院初创时期，医药治疗因为具有让民众尽快认识、信仰卫生工作的独特作用，成为卫生宣传的有效手段，获得公共卫生机构的重视。如汤泽民在《忠县卫生工作杂感》中指出：

> 有都市卫生工作经验的同志，都以为医疗工作无关重要，但是在落后的城市便不行。诚如处长所说"健全治疗可以抓住民心。"因为不论卫生是如何有益，你说哑了喉咙，他不听，你写痛了手腕，他不看，看到听到，他不信，你有甚么办法，假使有看病的本领使他信仰，那就容易了。本院开办的时候，地方上人都以为新医机关，增加地方负担，任凭你宣传，他总是信疑参半，院址在城外，每天到城内应门诊，风雨无阻，才逐渐使人信仰，推动各种卫生工作，便处处顺利了。①

---

① 汤泽民：《忠县卫生工作杂感》，载《卫生通讯》1942 年 7 月第 17 期。

灌县卫生院院长陈历荣对此也有相同的看法。他在1940年工作报告中这样写道：

> 诊疗工作本为卫生工作之次要，但为一般民众之需要，初不注力于此，不足以树立信仰，无信仰即无法激励推进卫生之兴趣。本年度即以此为中心工作之一。①

抗战时期的四川，卫生院尚属于新生事物，民众对其认知和接受还需要一个过程。按照当时的《县各级卫生组织大纲》第四条规定，"县设卫生院……办理全县卫生行政及技术事宜"，但事实上，"多数人对卫生建设的意义还未能彻底明了……又有少数执政长官，以为卫生建设，即是医院建设，看病即是卫生，许多人士也以为今日政府所提倡之卫生院，即是医院，各县县民亦往往称卫生院为卫生医院"。② 再加上卫生院收费远较私立医院和诊所低，在卫生院开展的各项工作中，医药治疗部分最易为民众接受，也最受民众欢迎。由于医疗能使卫生院在较短时间内打开工作局面，拉近与民众的距离，当时的卫生院也比较重视这项工作。

医药治疗分为医院诊疗和游行诊疗两类。所谓医院诊疗指的是病人到医院就诊或病人家属请求医院派医护人员到家里对病人进行治疗。医院诊疗又可以分为门诊、出诊、急诊、住院四种形式。而游行诊疗指卫生院或其他卫生机关组织医疗队到人口较集中的乡、镇或边区开展诊疗活动。游行诊疗往往在较为空闲的时间，通常是没有空袭或非疫情流行季节进行。当时的四川省卫生（实验）处陈志潜认为游行诊疗在卫生宣传深入家庭方面有独特的价值，1941年底，陈处长号召各卫生院所适时开展这项工作。他指出，"有人认为游行诊疗，可以得到科学治疗的效果，本人不敢赞同。但本人对于游行诊疗的价值，是不否认的，特别从卫生宣传方面看起来，游行诊疗是很有效的工具。假如说1县有10万人口，就有2万人家，卫生院所工作与2万人家之接触，自然有程度深浅的不同，而卫生主

---

① 陈历荣：《灌县卫生院二十九年度工作报告——创设第一年》，载《卫生通讯》1941年3月第1期。

② 陈志潜：《卫生建设之意义》，载《卫生通讯》1943年8月第30期。

管人员，必须感觉他们的对象，不是县城内少数民众而是全县万数的家庭，纵然不能与每个家庭接触，也必须尽力与大多数家庭认识。卫生工作人员认识家庭最确切的媒介，就是利用游行诊疗。现在夏季已过，冬季未来，正是大家抽出时间在县内作短期游行诊疗的时机，本人深深盼望各位同志不要错过这个时期，而应当利用这个时机与县内多数民众发生接触与认识，要知道认识院、所、队的人愈多，卫生工作才会有发展的希望"。①游行诊疗不但在卫生宣传方面有独特的作用，也给"县城外"、"边区"的老百姓以实实在在的医疗方便。

三　民众疾病医药治疗工作开展情况

抗战时期四川公立卫生机构门诊人数总量达到 1941297 人，住院人数总计 28111 人。表 3—15 反映了抗战时期四川公立卫生机构逐年开展医药治疗工作的总体情况。笔者对 3—15 表进行了统计处理，制作了反映各年变化情况的 3—16 表。从 3—16 表可以看出，7 年间，除 1943 年、1944 年两年由于国家对公立卫生机构实行紧缩政策，全省医药治疗的门诊人数有所下降外，其他年份均呈正增长，而尤其以 1940 年、1941 年、1945 年这三年增加的比率最大，分别达到了 1993.9%、91.9%、71.8%；住院人数增加的比率也以 1940 年、1941 年、1945 年这三年为最大，分别占 670.6%、64.2%、37.3%（详见表 3—15、表 3—16）。

表 3—15　　　　　　　**抗战时期四川历年医药治疗人数**②　　　　（单位：人）

年　份	门　诊			住　院		
	共计	成都市	各县	共计	成都市	各县
1939 年	5841	5841	…	377	377	…
1940 年	122306	22117	100189	2905	638	2267
1941 年	234662	25213	209449	4770	98	4672
1942 年	403036	54732	348304	4469	236	4233

---

①　《告各县卫生院所队主管人员》，载《卫生通讯》1941 年 10 月第 8 期。

②　表中原注："门诊系指初诊人数。"参见四川省档案馆编《四川省抗日战争时期各类情况统计》，西南交通大学出版社 2005 年版，第 165 页。

续表

年　份	门　诊			住　院		
	共计	成都市	各县	共计	成都市	各县
1943 年	393550	14415	379135	5274	420	4854
1944 年	271902	32522	239380	4348	459	3889
1945 年	510000	4463	505537	5968	733	5235
总　计	1941297	159303	1781994	28111	2961	25150

表 3—16　　　　抗战时期四川历年医药治疗人数变化情况[①]　　　（单位：人）

年　份	门　诊		住　院	
	人数	增加比例	人数	增加比率
1939 年	5841		377	
1940 年	122306	1993.9%	2905	670.6%
1941 年	234662	91.9%	4770	64.2%
1942 年	403036	71.8%	4469	− 6.3%
1943 年	393550	− 2.35%	5274	18%
1944 年	271902	− 30.9%	4348	− 15.3%
1945 年	510000	87.6%	5968	37.3%

　　但各区医药治疗工作开展得并不平衡，以 1945 年例，第十四区、第八区、第十六区开展医药治疗的县数占实有县数的比率最少，分别为27.3%、44.4%、50%、而以第十区、第三区、第十三区所占的比率最高，分别占 100%、90%、88.9%（详见表 3—17）。这与各区经济、社会发展水平密切有关。

---

　　① 表中原注："门诊系指初诊人数。"参见四川省档案馆编《四川省抗日战争时期各类情况统计》，西南交通大学出版社 2005 年版，第 165 页。

表 3—17　　　　　1945 年四川各区办理医药治疗工作情况①

地区名	县数			医药治疗人数（单位：人）			
	实有县数	办理县数	两者比率	门诊	出诊	急救	住院
第一区	12	10	83.3%	77466	2006	394	567
第二区	8	5	62.5%	27199	438	123	561
第三区	10	9	90%	106997	444	679	933
第四区	10	7	70%	23435	208	138	187
第五区	8	5	62.5%	25197	463	109	662
第六区	9	5	55.6%	21062	903	191	46
第七区	8	5	62.5%	24956	898	189	296
第八区	9	4	44.4%	21946	268	248	100
第九区	8	6	75%	35483	459	372	515
第十区	7	7	100%	29371	607	290	304
第十一区	8	5	62.5%	18238	217	91	25
第十二区	9	6	66.7%	28210	558	400	245
第十三区	9	8	88.9%	39028	1207	610	587
第十四区	11	3	27.2%	2932	356	47	67
第十五区	7	4	57.1%	16107	522	121	139
第十六区	6	3	50%	7919	159	57	1

---

①　本表根据《四川省抗日战争时期各类情况统计》中的表 66 四川省各区市医药治疗人数、表 102 四川省行政区划整理。参见四川省档案馆编《四川省抗日战争时期各类情况统计》，西南交通大学出版社 2005 年版，第 166—167 页、第 252—253 页。

第四章

特殊社会群体的公共卫生服务

妇幼、学生、公务员是抗战时期四川接受公共卫生服务的特殊社会群体。由于经济地位、社会地位的特殊性，他们成为公共卫生服务的重点对象。解析特殊社会群体接受的公共卫生服务，对于认识抗战时期中国的社会阶层构成和政府公共卫生服务体系设计理念、价值取向有重要意义。

第一节　妇幼保健

从某种意义上说，战争乃国家与国家之间人力资源的较量，其凸显了国民体质、数量的极端重要性。中国的高出生婴儿、产妇死亡率引起了有识之士的普遍忧虑。妇婴卫生被视作"保健之基础"。妇幼群体成为接受公共卫生服务的特殊群体，既反映了抗战时期中国的实际情况，也与平时公共卫生事业的内在要求相吻合。

一　妇幼群体卫生保健的极端重要性

抗战时期中国以每千产妇15人的死亡率、每千初生婴儿200人的死亡率居各国之冠（详见表4—1）。妇婴群体的死亡率不但与先进的欧美各国相距甚远，也与印度、埃及、波兰等相对落后的国家有相当的差距。

表4—1　　　　　　　　　　**各国产妇与婴儿死亡率比较**①　　　　　（单位：人）

国别地区	每千产妇的死亡人数	国别地区	每千婴儿的死亡人数
中国	15.0	中国	200
墨西哥	9.0	罗马尼亚	173
日本	8.6	埃及	164
苏格兰	6.9	印度	162
希腊	6.6	波兰	141
澳大利亚	6.2	匈牙利	139
保加利亚	6.1	南斯拉夫	137
美国	6.1	捷克斯洛伐克	124
比利时	5.8	日本	117
波兰	4.5	希腊	107
北爱尔兰	4.4	意大利	100
新西兰	4.7	奥地利	93
爱沙尼亚	4.5	比利时	86
捷克斯洛伐克	4.2	丹麦	67
英格兰、威尔士	4.2	法国	67
瑞士	3.9	德意志	66
西班牙	3.9	加拿大	60
埃及	3.8	英格兰	59
德国	3.7	美国	57
荷兰	3.3	瑞士	47
瑞典	3.3	瑞典	43
匈牙利	3.3	澳大利亚	41
丹麦	3.1	荷兰	39
挪威	3.0	新西兰	34
法国	3.6		
芬兰	2.7		

---

① 表中原注："中国每千产妇及每千婴儿的死亡数字均系估计，其他各国每千产妇死亡人数来源于国联1930年报告，其他各国每千婴儿的死亡人数来源于国联1936年统计数据。"参见金宝善编《中华民国医药卫生史料》，北京医科大学公共卫生学院（内部印行），1985年，第149—150页。

妇幼群体保健的极端重要性为政府和社会所认识。"民族幼苗'孕而生','生而活','活而存','存而养','养而壮','病而治'"等各种问题，与"国父民族主义明白昭示"相联系，被看成"整个社会之责任，大家均须努力"。① 抗战时期社会部发起多次保护妇婴运动，并通过《儿童福利办法》等法规，保障妇幼群体的卫生福利。当时的社会部部长谷正纲也在《儿童福利》杂志上撰文《儿童福利就是民族福利》，为维护儿童福利摇旗呐喊。②

抗战时期四川通常以下列标语作为宣传妇幼保健意识的口号：

> 保婴为保健之基础，
> 保健为强种之基础，
> 保种为强民之基础，
> 强民为强国之基础。③

由标语可见，保婴被视作整个保健事业的基础。在四川公共卫生实施体系中，妇幼群体的卫生保健被给予特殊的关注和保护。（相关内容参见本书第二章）公立卫生机构通过"低收费"或"不收费"等方法，吸引妇幼群体前往就诊。如以成都市保婴事务所为例，在成立之初，其"普通挂号全免"，"手术及敷料费一至五元"，且规定"贫寒者按情酌量减免"。④ 为尽快使成都市民周知，保婴事务所在《新新新闻》上刊登广告，宣称其"免费诊治妇婴疾病、产前产后检查"。⑤ 1942年1月，成都市三个保婴事务所以"百物飞涨"，"为适合时市起见"为由，认定"收费规则，确有稍加更改之必要"⑥，请求四川省卫生（实验）处同意更改收费规则。更改后的收费规程规定，"初诊贰角，复诊壹角"，"普通接生费贰

---

① 程美玉：《成都市婴儿死亡率及其死因》，载《卫生通讯》1944年8月第40期。
② 马客谈编：《儿童福利》1945年4月第1卷第1期。
③ 《卫生通讯》1942年8月第18期。
④ 《成都保婴事务所接生暂行办法》，四川省档案馆馆藏档案，全宗号：民113，案卷号：124，第12页。
⑤ 《新新新闻》，1939年10月31日，第8版。
⑥ 《为拟就三十一年度收费规则，呈请核示由》（民国三十一年一月），四川省档案馆馆藏档案，全宗号：民113，案卷号：170，第11页。

拾元"，"药品照原价收费"，且"贫苦者酌量情形减免"。① 与各私立医院、诊所相比，其取费仍然极低，显示出公立卫生机构医疗服务的福利性质。

二 妇幼卫生保健实施机构及内容

从成都市来看，由于具有特殊的战略地位，当时的中央卫生署和四川省卫生（实验）处对成都市的妇幼保健工作给予了一定的政策倾斜。抗战时期成都市设有专门的妇幼保健机构。1939 年 11 月 1 日，成都市保婴事务所在市东新街成立，由程美玉担任所长。1940 年 7 月，"以成都市人口之多，市区之广，一所保婴，实属不敷分配"，保婴事务所在市东城根街增设分所一所，初由徐幼慧担任所长，1941 年 2 月由蒋良英接任，原成都市保婴事务所改称成都市第一保婴事务所。② 1941 年 3 月 10 日，成都市第三保婴事务所在北门正通顺街增设，叶式钦任所长。保婴事务所主要工作职责为"关于妇婴卫生教育保健预防治疗等事项"，是一个集治疗、预防与研究于一体的卫生机关。③

1943 年，四川省立妇婴保健院成立，聘请全国知名妇婴保健专家杨崇瑞担任院长，其主要职掌为"关于收容产妇、小儿各科病人及调查婴儿之死亡原因，并研究产妇、小儿各科疾病之防治问题及训练妇婴卫生工作人员等事项"。④ 与市保婴事务所不同，省立妇婴保健院还负有"领导成都各保婴事务所与各县卫生院妇婴室，以推动全省妇婴卫生及训练妇婴卫生工作人员为中心，兼为公共卫生人员训练所之实习场所"的功能。⑤

从成都市以外各市县来看，《四川各县卫生院组织计划》、《县各级卫

---

① 《成都市第一二三保婴事务所三十一年度收费规则》（民国三十一年一月），四川省档案馆馆藏档案，全宗号：民 113，案卷号：170，第 13 页。

② 《为拟具成都市保婴事务所分所章程及预算书，仰祈察核备案令遵由》（民国二十九年七月）四川省档案馆馆藏档案，全宗号：民 113，案卷号：169，第 77 页。

③ 《四川省卫生行政组织与执掌》（民国三十四年十二月），四川省档案馆馆藏档案，全宗号：民 113，案卷号：118。

④ 同上。

⑤ 《四川卫生处工作报告》（卅五年一至八月），四川省档案馆馆藏档案，全宗号：民 113，案卷号：158。

生组织大纲》、《四川省各县卫生院组织规程》等法规对县卫生院妇幼卫生机构设置、主要职掌均有具体规定（详见表4—2）。

表4—2　　　　抗战时期相关法规对妇幼卫生保健的有关规定①

文件名称	《四川省各县卫生院组织计划》	《县各级卫生组织大纲》	《四川省各县卫生院组织规程》
妇幼医药福利内容规定	其中之《各县卫生院组织章程》第四项规定："卫生院设妇婴卫生室"，妇婴卫生室掌理"全县妇婴卫生事项"；其中之《工作提要》规定："县卫生院设立妇婴卫生室除提倡新法接生外，并作育婴常识之指导"	第二章第七条第八项规定："办理全县妇婴卫生"为县卫生院之职掌之一；第三章第十三条第五项规定"推行妇婴卫生办理安全助产"为卫生分院之职掌之一；第四章第十八条第三项规定，"推行安全助产及妇婴卫生"为卫生所之职掌之一；第五章第二十条第二项规定"为保内儿童种痘"为保卫生员工作项目之一	第三条第三项款规定："办理全县妇婴卫生事项"为卫生院之职掌之一

如果说有关文件规定的关于妇幼群体卫生工作的内容还显得比较笼统的话，那么四川省卫生（实验）处成都保婴事务所组织章程的第四条则全面而具体的反映了抗战时期四川妇幼保健工作的主要内容，条文内容如下：

四川省卫生实验处成都保婴事务所组织章程（摘录）
第四条本所之职掌如左：
一、卫生教育方面
甲、育婴方法训练；
乙、卫生常识讲演；
丙、儿童健康比较；
丁、儿童卫生习惯训练；
戊、卫生展览；
己、家庭访视；

①　参见《四川省各县卫生院组织计划》，四川省档案馆馆藏档案，全宗号：民113，案卷号：112，第25页；《县各级卫生组织大纲》，四川省档案馆馆藏档案，全宗号：民113，案卷号：145，第16—20页；《四川省各县卫生院组织规程》（民国三十一年三月十九日公布），载《卫生通讯》（法规专号）1944年1月第33期。

庚、幻灯表演；

二、健康方面

甲、健康检查：

1、孕妇检查：

产前检查，

产后检查。

2、婴儿健康检查；

3、儿童健康检查；

乙、孕妇接生；

丙、缺点矫治及复查；

丁、定期身长体重测量；

戊、清洁检查。

三、预防方面

甲、牛痘苗接种；

乙、免疫测验；

丙、预防注射：

1、白喉类毒素预防注射；

2、伤寒疫苗预防注射；

3、霍乱疫苗预防注射；

4、其他。

四、诊病方面

甲、门诊

1、经本所接生产妇；

2、经本所接生之婴儿及儿童；

3、经本所健康检查之婴儿及儿童。

乙、出诊

1、经本所接生之产妇未经满两周者；

2、经本所接生之婴儿未及满月者。①

----

① 《四川省卫生实验处成都保婴事务所组织章程》（民国二十八年十月），四川省档案馆馆藏档案，全宗号：民113，案卷号：169，第69—70页。

从章程可以看出，妇幼卫生工作的内容包括孕妇、婴儿及儿童保健三个方面。而其中最重要的内容乃是推广新法接生。新法接生即"曾受科学训练如医师、助产士等接生"，[①] 其对降低孕妇和婴儿两者死亡率都极其有益。旧法接生以"未受科学训练如姥姥、亲属、自己等接生"。[②] 中国初生婴儿死亡率居各国之首，"以旧法接生为其主因"。在抗战时期四川，"一般的妇女，都是极度封建，有病怕羞，不愿检查，不受治疗，甚至宁死在家里，也不愿叫别人知道。"[③] 据遂宁县卫生院报告，该县"一般产妇，多蹲于地上，自己接生"。[④] 而边区"土著妇女生育时也自行料理，不愿他人帮助，小孩的脐带，由母亲自己咬断，用布片包紧，后略将小孩身体洗擦，便算完事"。[⑤] 新法接生包括三个环节，即"产前检查、接生及产后检查、知识的灌输"。"产前检查至关重要，可以矫正胎位及诊治妇婴疾病，指导孕期卫生，预防难产、早产、死产等"，对孕妇和胎儿均有极大的益处。[⑥] 据成都市调查统计，"经产前检查者死亡率（指婴儿死亡率——引者注）为千分之八二·〇，未经产前检查者为一四九·一，约高一倍"。新法接生采取"消毒接生法"，"可以预防脐风减低其（指婴儿——引者注）死亡率百分之七十至八十"。[⑦] 再加上对孕妇生产大出血、产褥热的处理等，也可降低孕妇死亡率。产后环节包括对孕妇"产后调理"、婴儿"矫治缺点"及"指导育婴常识"等内容。

三　妇幼保健工作开展情况

（一）成都市的妇幼保健工作

成都市的妇幼保健工作是当时四川全省开展得最早、最全面、也最好的。主要包括以下内容：

---

① 程美玉：《成都市婴儿死亡率及其死因》，载《卫生通讯》1944 年 8 月第 40 期。

② 同上。

③ 何俊明：《半年来之工作经验》，载《卫生通讯》1942 年 2 月第 12 期。

④ 康容楚：《遂宁县卫生院工作概况》，载《卫生通讯》1941 年 9 月第 7 期。

⑤ 《雷马屏峨卫生况概——及今后公共卫生之初步设施》，载《卫生通讯》1941 年 3 月第 1 期。

⑥ 程美玉：《成都市婴儿死亡率及其死因》，载《卫生通讯》1944 年 8 月第 40 期。

⑦ 同上。

第一，成都保婴事务所组织章程规定的内容，三个保婴事务所均有开展。

第二，编就《孕妇、婴儿保健须知》、《婴儿保健与儿童饮食须知》等广事宣传。

第三，每年四月四日儿童节，举行婴儿健康比赛与妇婴展览。1941年儿童节，"成都市儿童健康比赛获奖之二十五名儿童，百分之九十曾在成都保婴事务所受过健康检查及缺点矫治"。①

第四，婴儿死亡率及其死因调查。

"因鉴于各大都市，如北平，上海，南京，广州等对于各该市婴儿死亡率及其死因，均有详细之统计报告，但号称西南文化中心之成都，尚未有关于此项之调查"，1943年，由省立妇婴保健院杨崇瑞主任建议，中央卫生实验院拨给国币2万元，成都市第一保婴事务所就婴儿死亡率及其死因的调查。② 此次调查"聘请有经验之助产士（潘淑元）、公共卫生护士（赵敬荣）"负责，"本所（成都市第一保婴事务所——引者注）职员（医师助产士等）全体动员参加协助"。自1943年2月开始调查，拜访队"每队由二至三人负责，每日以两队出发，平均每日调查五十婴儿。"先由城东区渐次推及城北，城南，城西各区，调查家庭"不分贫富，不论职业，或受教育与否"，采取"大街小巷，挨家挨户探询"方式，调查对象为"自民国三十年七月一日至三十一年六月三十一日一年内出生之婴儿"，除"间有深屋大厦，庸仆拒绝传达，及户主外出者"外，共计调查"五千余出生婴儿"，"约占全年出生数之半"。③

通过分析调查资料，保婴事务所统计出婴儿死亡率及近因、婴儿死亡及其远因、初生儿死亡率及其接生者、二周内初生儿死因与其接生者、死婴与其年龄、死婴与其胎次、死婴出生及死亡月份、死婴与其疾病等8种表格，对从事成都市或四川省的妇幼保健工作提供了有益的参考。④

在当时的保婴事务所的努力下，妇婴死亡率大大降低。据那时的成都

① 四川省卫生（实验）处编：《小消息》，载《卫生通讯》1941年5月第3期。
② 程美玉：《成都市婴儿死亡率及其死因》，载《卫生通讯》1944年8月第40期。
③ 同上。
④ 同上。

市区三个保婴事务所之工作统计，至1944年，"每月平均可接生三百二十个左右，已达成都市人口生产率百分之三十。所料理之产母死亡率，由千分之十五减至千分之三，婴儿死亡率亦由千分之一五四降至千分之七三"。① 在成都市，"平日对于（保婴事务所——引者注）就诊接生，颇为一般人士所称许"。② 由此可见，抗战时期成都市的妇婴保健工作开展得还是很有成效的。

（二）各县妇幼保健工作开展情况

笔者选取抗战时期中等水平的县卫生院——江津县卫生院进行考察。江津县卫生院自1940年7月由省立戒烟医院改组成卫生所，于同年11月改组成县卫生院。该院"设院长一人总管院务，医师二人，护士四名，公共卫生护士一人，助产士一人，药剂生一人，事务员二人，助理员五人"。③ 自改组为县卫生院后的10个月内，其从事的妇幼保健工作如下：

1. 产前检查——矫治孕妇不应有之疾病，共查二百四十一人。

2. 产前访视，每日午后派助产士和公共卫生护士到孕妇家庭访视，指导家庭环境卫生及妇婴卫生常识。

3. 新法接生，起初二三月，每月仅三四人，五六月即有十余人，现已接五十二人，此项工作已推行到麻柳坪和双菊乡等地。

4. 产后访视。凡经本院接生者，到产家作产后调理，指导育婴常识，至婴儿脐带脱落为止。

5. 产后检查，生后四十日，产母婴儿来本院检查，矫治缺点，此后令其按期来院诊查，共查四十余人。

6. 儿童健康检查。四月四日儿童节，本院举行健康比赛，共检

---

① 陈志潜：《川省卫生业务》，载《卫生通讯》1944年9月第41期。

② 《为据成都市一二三保婴事务所会呈请准照各项收入作为补助经常及购置药械之用一案签请查核赐得办理由》（民国三十一年三月廿二日），四川省档案馆馆藏档案，全宗号：民113，案卷号：170，第34页。

③ 《江津县卫生院工作报告》（自民国二十九年十一月起至三十年八月止），载《卫生通讯》1941年12月第10期。

查一百余人。①

从以上内容可以看出，江津县卫生院尽管成立时间不长，但涉及妇幼保健的孕妇、婴儿、儿童保健的项目均有开展。其他各县卫生院开展妇幼保健工作的情况与江津县卫生院相似。但也并不是每个县卫生院均开展了此项工作，以 1944 年为例，全省总计 88 县市局②办理妇婴卫生工作，占全省县市局总数的 61.97%（88/142＝61.97%）。③

表 4—3 反映了抗战时期四川妇婴保健工作量的统计情况。

表 4—3　　　　　**抗战时期四川历年妇婴卫生保健工作量**④　　　　（单位：人）

年　份	产前检查人数	接生人数	产后检查人数
1940 年	4593	1687	1319
1941 年	9757	5190	4758
1942 年	17921	8508	6421
1943 年	29577	11673	7184
1944 年	23104	10992	6541
1945 年	23454	11045	6918
总　计	108406	49095	33141

1944 年四川各区市妇婴卫生工作情况表比上表要细化一些，加入了更多婴儿保健工作统计，显示出妇幼保健工作的深度发展（见表4—4）。

---

① 《江津县卫生院工作报告》（自民国二十九年十一月起至三十年八月止），载《卫生通讯》1941 年 12 月第 10 期。
② 数据参见表 4—4。
③ 1944 年全四川总计共 142 县市局。
④ 四川省档案馆编：《四川省抗日战争时期各类情况统计》，西南交通大学出版社 2005 年版，第 169 页。

表4—4　　　　　　　1944年四川各区市妇婴卫生工作情况①

| 区市别 | 办理县市局数 | 产前检查 | | 接生人数 | 产后检查 | | 育婴指导人数 | 矫治缺点人数 | 矫治婴儿疾病人数 | 家庭访视谈话人数 | 其他 |
		人数	次数		人数	次数					
省辖市	1	7607	13550	3279	626	998	35473	2207	10507	34219	2491
第一区	10	3318	5833	1448	1070	2319	4968	500	586	6011	161
第二区	6	1367	1808	443	317	464	299	172	159	1473	130
第三区	9	3053	6394	1511	844	1834	1476	580	477	7765	10
第四区	6	471	846	217	210	1146	302	195	186	1993	—
第五区	3	823	1630	500	494	616	313	112	133	569	—
第六区	5	365	698	220	375	1036	2444	459	270	2098	20
第七区	5	980	1437	545	406	818	866	224	169	2841	—
第八区	4	338	626	272	282	566	693	110	136	857	—
第九区	5	846	1315	461	416	671	664	309	185	932	120
第十区	7	759	1186	274	402	1071	716	225	201	928	—
第十一区	4	429	962	223	220	677	336	84	42	1405	—
第十二区	6	1062	2016	435	396	1034	236	240	987	3027	142
第十三区	8	1181	2362	733	408	971	3389	615	6220	5037	53
第十四区	3	174	266	79	76	220	103	60	74	118	21
第十五区	4	261	437	184	248	470	443	185	1911	2392	—
第十六区	2	420	758	221	128	237	1273	264	335	1621	—
总计	88	23454	42124	11045	6918	15148	53724	6541	22578	73286	3148

第二节　学生保健

学生时期是社会成员政治社会化的关键时期。在校学生是社会有计划、有组织将其文明薪火相传的特殊群体。在任何一个社会中，学生通常被视作该社会未来责任的承担者和建设者。抗战时期社会动荡，生活清苦，尤以学生为甚。针对抗战时期学生的身体健康状况，当时的四川省政

---

① 四川省档案馆编：《四川省抗日战争时期各类情况统计》，西南交通大学出版社2005年版，第169—170页。

府主席张群忧心忡忡的指出，"学校中的学生，经检查结果，有缺点的占百分之九十以上，身体与精神两方面健全的，十个中还不一定找出一个来"，他要求卫生机构对"在抗战建国中，都担任了很重的责任"的学生群体给予特别的重视和关注。① 当时的四川省卫生（实验）处也认为，"学生为国家之柱石，民族之精英，极应充分增进其健康，以为民族复兴之准备"。②

一　学生保健理念及政策措施

抗战时期四川学生保健工作主要由各县卫生院、公立医院负责施行。其主要内容包括身体检查、身体缺陷纠正、疫病预防、疾病医药治疗优惠、卫生教育五个方面。抗战时期国民党中央及四川有关法规，对县级卫生机构开展学生保健工作有详细的规定（详见表4—5）：

表4—5　　　　　　　　抗战时期各种法规对学生保健的规定③

文件名称	《四川省各县卫生院组织计划书》	《县各级卫生组织大纲》	《四川省各县卫生院组织规程》
设计内容	其中之《各县卫生院组织章程》第四条规定，县卫生院设学校卫生室掌理"全县学校卫生事项；其中之《工作提要》规定，"各县卫生院须设学校卫生室以领导及推进各县学校卫生事宜"	第二章第七条规定，"办理全县学校卫生"为卫生院职掌之一；第三章第十三条规定，"办理学校卫生"为卫生分院之职掌之一；第四章第十八条规定，"助理学校卫生"为卫生所之职掌之一；第五章第二十条规定，处理学生之损伤急救及各种轻微疾病为卫生员工作项目之一	第三条规定，"办理全县学校卫生事项"为县卫生院之职掌之一

① 《张主席训词》，载《卫生通讯》（省卫生行政技术会议专号）1941年4月第2期。
② 《四川省各县卫生院组织计划书》，四川省档案馆馆藏档案，全宗号：民113，案卷号：112，第25页。
③ 参见《四川省各县卫生院组织计划书》，四川省档案馆馆藏档案，全宗号：民113，案卷号：112，第25页，《县各级卫生组织大纲》，四川省档案馆馆藏档案，全宗号：民113，案卷号：145，第16—20页，《四川省各县卫生院组织规程》（民国三十一年三月十九日公布），载《卫生通讯》（法规专号）1944年1月第33期。

从表 4—5 看，学校卫生工作已成为县级卫生机构的一项常规工作来开展。由于学生相关工作也属于教育系统的管辖范围，因此当时的教育部也于 1943 年 4 月致函卫生署，顾及"值此抗战时期，学生异常清苦"的事实，要求"贵署及各省公共卫生机关所设医院或诊所，如有学生前往就诊，希转知酌予免费，以资救济"。[①] 当时的卫生署函复教育部"自应照办"，"除用由捐赠而来之药品应予免费外，其余只能按其原规定免费办法酌予办理"，并令所属公立卫生机关"遵办"。[②]

1944 年初，国民参政会向国民政府行政院建议注意学校卫生。行政院秘书处同年六月案准建议，并"交教育部商卫生署酌办"。卫生署草拟办理事项四条，要求"各地医疗卫生机关亟应办理"。第一，"协助当地学校，随时举行健康检查"；第二，"订定优待学生诊病收费办法并实施"；第三，"参照国民应有营养标准，建议各校采用营养价值较优之食物"；第四，"其他有关学生健康事项，均应尽力予各学校以技术上之协助"。[③]

二 学生保健工作开展情况

时任四川省卫生（实验）处的陈志潜认为，"学校卫生本身是非常重要，儿童习惯与态度的养成，全在这个阶段里面，如果学校卫生作得好，国家社会都可得到好处"。[④] 当时的四川省卫生（实验）处要求各县卫生院在《工作月报》中反映学生保健工作开展的情况。1941 年 3 月四川省首届卫生行政技术会议时，全省 46 个县级卫生机构（含公路卫生站、特约卫生院）中有 19 个单位在工作汇报中明确提到开展了学校卫生工作。县级卫生机构开展该项工作的比率为 41.3%。1941 年 10 月，日机空袭逐渐减少，疫季亦过，当时的四川省卫生（实验）处更是要求各卫生院所

---

① 《卫生署训令免费诊疗学生疾病由》（民国三十二年四月二十日），四川省档案馆馆藏档案，全宗号：民 113，案卷号：14。

② 同上。

③ 《卫生署训令四川省卫生处》（三十三保字 6439 号），载《卫生通讯》1944 年 6 月第 38 期。

④ 陈志潜：《陈处长训词》，载《卫生通讯》（四川全省卫生行政技术会议专号）1941 年 4 月第 2 期。

将学校卫生工作作为中心工作开展。①

以大竹县卫生院 1940 年学生保健工作为例，城区各保国民学校计 8 所，"学生一二九〇人，其中经过健康检查者计九六二人"②，受检查率达 74.6%。检查结果显示，学生患"口沙眼及牙病为最多"。健康检查后，卫生院即开展"缺点矫治"工作。对于所有缺点学生，县卫生院每周派人到学校予以矫治一次。"矫治范围为沙眼，皮肤，耳眼等病，其他急需医药之病症，则由学校介绍至本院诊治，并予以免费挂号之优待。"1940 年，卫生院共计"缺点矫治次数七五次，受矫治人数三八五人，矫治缺点总次数三八〇一次"。③ 因当时的卫生院"人员及医药设备"所限，"各学校卫生药箱不能全行配备"。卫生院设置公共卫生药箱一个，送往"各校巡回使用"。关于卫生教育一项，各卫生院一般采取与学校合作的方式开展。如大竹县卫生院将自己编辑的卫生材料，"发给各校应用，由教师负责讲授"。④

当时的江津县卫生院学生保健工作的覆盖面虽不及大竹县卫生院广，服务的人数有限，但涉及学生保健的健康检查、疾病诊治，缺点矫治、卫生教育等各项工作则均有开展。1941 年江津县卫生院学生保健工作开展情况如下所示：

第一，常见院学生工作。

（1）健康检查：共查一百六十余人。

（2）缺点矫治：每星期至该院关于诊治疾病，矫治缺点。

（3）卫生教学：讲授卫生常识，儿童卫生故事，卫生歌曲等，以促进儿童卫生习惯之养成。

第二，国民教师讲习会卫生工作。

（1）健康检查：一百三十四人。

（2）缺点矫治：健康检查所发现之缺点，视情形予以矫治，每日午后四至六点钟到该校矫治，共计十五次，人数七百余次（多沙眼，牙龈炎，皮肤病，外伤等）。

---

① 《告各县卫生院所队主管人员》，载《卫生通讯》1941 年 10 月第 8 期。

② 周戎敏：《大竹卫生院二十九年度工作概况》，载《卫生通讯》1941 年 5 月第 3 期。

③ 同上。

④ 同上。

（3）急病诊治：教职员学员工友等，如遇急病发现，随请随到，共治三次，人数一人。

（4）卫生教育：国民教师对健康教育应有之认识与责任，及一般卫生常识。①

那时，边区医疗队第二队在屏山开展的学校卫生工作则只有防疫注射一项。该队以屏山乡师校为工作重点，最初因为"学生从未打针，颇为畏惧"。②该队即召集学生家长开座谈会，"由该队队长李琛讲述卫生常识及防疫问题，随发《预防霍乱须知》，《霍乱及其预防方法》两种小册，讲演后参观诊病室，并由李队长对各种卫生挂图加以讲解"。③防疫注射与卫生宣传相结合，使乡师校学生防疫注射工作很快打开局面。"此后不但乡师校学生请求注射，即小学生一般民众亦陆续请求注射"。④

在各项学校卫生工作中，又以学生健康检查开展得最为普遍。这是因为抗战时期"吾国卫生与教育机关在今日经济极端困难之下，自然不能实施用费过大的办法，而检查体格一项，可说不费任何金钱即可办到"。⑤笔者专门制作了抗战时期四川历年卫生教育及学校卫生工作统计情况表（详见表4—6）。

表4—6　　　　抗战时期四川历年卫生教育及学校卫生工作统计⑥

| 年　份 | 卫生讲演参加人数（人） | | | 学校健康 |
	共计	成都市	各县	检查人数（人）
1940 年	138882	7612	131270	58405
1941 年	398686	29897	368789	45513
1942 年	672190	36981	635209	106247

---

①　《江津县卫生院工作报告》（自民国二十九年十一月起至三十年八月止），载《卫生通讯》1941 年 12 月第 10 期。

②　《边区医疗队第二队在屏山展开工作》，载《卫生通讯》1941 年 6 月第 4 期。

③　同上。

④　同上。

⑤　《告各县卫生院所队主管人员》，载《卫生通讯》1941 年 10 月第 8 期。

⑥　表中原注："卫生讲演参加人数包括卫生讲演、儿童会、母亲会及个别谈话参加人数；学校健康检查人数包括教职员及学生数。"参见四川省档案馆编《四川省抗日战争时期各类情况统计》，西南交通大学出版社 2005 年版，第 168 页。

续表

年　份	卫生讲演参加人数（人）			学校健康检查人数（人）
	共计	成都市	各县	
1943 年	126908	41574	85334	202296
1944 年	621937	28386	593551	207189
1945 年	594984	7736	587248	223530
总　计	2553587	152186	2401401	843180

从表 4—6 看，除 1941 年各市县"学校因空袭关系，学生多迁移乡间"[①]，学校卫生工作无法开展，遂致接受健康检查学生人数较 1940 年有所下降外，其余年度均有所增加，而尤其以 1942 年、1943 年两年增长得最多，增加比分别达到 133.5%、90.4%。

三　影响学生保健工作开展的因素

抗战时期除日机空袭外，影响学生保健工作开展的另一因素是教育系统与卫生系统的合作关系。学生保健工作与两大行政系统直接相关，此项工作能否开展、开展的效果如何，取决于两大系统的共同努力及相互合作。"然而，学校的主体是教职员，不是卫生工作人员……如合作上一有困难，便不易解决。"[②] 1941 年，卫生署卫生行政会议通过"学校卫生及卫生教育应由卫生机关合作推进案"，将卫生机关在学校卫生工作中的作用界定为"协助"。[③] 时任四川省卫生（实验）处处长的陈志潜站在卫生系统的立场上认为，"学校卫生本为学校本身工作，校长教员对于学生健康，如不注意，则学校卫生无从着手，各省各地之经验，皆是如此"。[④] 在实际工作中，学校方面通常不能完全接受卫生机关的建议或要求，而最易为学校接受的仍然是医药治疗。以当时的遂宁县卫生院为例，"限于人员之不敷"，其仅选取遂宁师范附小一所学校开展学校卫生工作。最初，

---

① 孙怀骐：《万县卫生院三十年度工作概况》，载《卫生通讯》1942 年 5 月第 15 期。

② 陈志潜：《陈处长训词》，载《卫生通讯》（四川全省卫生行政技术会议专号）1941 年 4 月第 2 期。

③ 《积极展开公共卫生工作——卫生署卫生行政技术会议与卫生工作讨论会一部份议决案》，载《卫生通讯》1941 年 7 月第 5 期。

④ 《告各县卫生院所队主管人员》，载《卫生通讯》1941 年 10 月第 8 期。

"唯该校当局，不明了学校卫生之意义，乃以校医视之，关于卫生课程卫生训练、环境卫生之指导，均未接受，去年在该校工伤有治疗而已"。[①] 1941 年经县卫生院，"一再交涉后，始得同意每班每周增添卫生课程二十分钟，其他各端，仍未能逐步进行"。[②] 对于此项工作，县卫生院认为，"在此环境之下，一时尚不能积极推动，欲求纳入正轨，采取渐进步骤"。[③] 当时的遂宁县卫生院在学校卫生工作中所遇到的困难较具一般性。

那时的丰都县卫生院提出"请教厅通令整理学校卫生案"，但四川省卫生（实验）处顾及实际情况，决议"暂缓"，要求各地卫生院"不必作大规模的推广工作"，建议"最好选一办理比较完善的学校，作切实的表体工作"，"由产生效果而可取得一般的信仰"。[④] 由此可见，抗战时期全省学生保健工作开展得既不全面，也不深入，尚处于起步阶段。

第三节　公务员保健

公务员是维系社会稳定和掌握社会资源的特殊群体。一般来说，也是政府卫生保健理念、政策、措施的最先享受者和受惠最多的社会阶层。其他社会群体，如工人、农民、知识分子等通常只能以之为示范和目标。抗战时期公务员卫生保健优待主要针对公务员空袭损害、疾病治疗及生育保健、因公伤病等方面。当时的中央及省政府出台了相关政策，将条件较好的公立医院作为公务员诊病的指定医院。与贫、弱、残、难民、灾民等社会弱势群体不同，公务员是社会中收入较稳定、生活相对有保障的阶层。公务员保健作为公务人员的一项特殊待遇施行，显示出抗战时期卫生保健政策已跨越了传统的剩余性福利阶段，具有现代发展性福利的某些特征。

---

① 康容楚：《遂宁县卫生院工作概况》，载《卫生通讯》1941 年 9 月第 7 期。

② 同上。

③ 同上。

④ 四川省卫生（实验）处编：《会议提案》（第六类充实工作类），载《卫生通讯》（四川全省卫生行政技术会议专号）1941 年 4 月第 2 期。

一　公务员空袭损害保健

1939 年 8 月 9 日，国民政府公布《中央公务员雇员公役遭受空袭损害暂行救济办法》。该《办法》是抗战时期国民政府公布较早的涉及公务员卫生保健的一项法规。对公务员空袭卫生保健，《办法》有以下规定：第一，"公务员雇员公役被炸受伤须送医院疗治者应送免费公立医院或其他免费诊疗机关施治，如此项医院及诊疗机关未能予以治疗时得按伤势轻重分别核给医药费，但至多不得超过一百元"。第二，"公务员雇员公役被炸殉难及因伤重致死或致肢体残废心神丧失不能继续服务者，除照本办法分别核给殓埋费、医药费或救济费外，其应领恤金仍各依定章办理"。第三，"公务员雇员公役因办理警卫消防救护抢运公物及其他外差事宜致受伤殉难或私财损失者，除照本办法及抚恤法规分别核给医药费、殓埋费、救济费及恤金外并得分别酌给特别奖恤金"。①从以上三条规定看，第一、第二条规定并未限定公务员雇员公役遭受空袭损害是否因公务引起。因此可以断定公务员雇员公役遭受空袭损害无论是否在公务期间均适用本办法。1940 年 8 月，四川省政府参照《办法》制定了《四川省公务员雇员公役遭受空袭损害暂行救济办法》，各项规定与《中央公务员雇员公役遭受空袭损害暂行救济办法》基本一致，但将医药费补助标准提高为"一百元至三百元"，并将医药救济范围扩大至公务员"直系亲属或配偶"。②

二　公务员疾病治疗及生育保健

《中央公务员医药生育补助办法》（简称《补助办法》）、《中央公务员医药生育补助办法补充规定》（简称《补充规定》）是国民政府行政院先后公布的两项针对中央公务员疾病治疗、生育，应享受卫生保健的专项法规。《补充规定》是《补助办法》条文的进一步细化和限定，提高了《补助办法》的可操作性。《补充规定》对该项卫生保健的适用对

---

① 《中央公务员雇员公役遭受空袭损害暂行救济办法》（民国二十八年八月九日公布），四川省档案馆馆藏档案，全宗号：民 113，案卷号：220，第 2—3 页。

② 《四川省公务员雇员公役遭受空袭损害暂行救济办法》，四川省档案馆馆藏档案，全宗号：民 113，案卷号：220，第 7—9 页。

象、补助范围、补助金额、报销程序及方式均有明确规定。其适用对象为"依法支领中央公粮或军粮与生活补助费"①的各项公务人员。关于疾病治疗，《补充规定》有以下优待：第一，"公务员直系亲属（父母配偶子女）患重病急病，家境艰难，筹措医药用费极度困难者，得由主管长官查明确实，酌给眷属医药补助费，其支给标准，最多不得超过用费之半。请领手续与公务员请领本身医药补助费用（自本年②九月份起施行）"。第二，"公务员或其直系亲属患重病急病，而当地无政府指定医院可以就诊，或有其他特殊情形，经中医治疗者，得取药方及诊金药费单据，报请直接长官负责证明，经主管机关核准后，得照规定予以补助（自本年九月份起施行）"。第三，"住院治疗，如医院药品不全，得商由原医院代购，唯药费须由医院并列收费单内"。关于生育方面，《补充规定》将"生育补助费增为三千元，自本年九月份起施行"。③ 同时，《补充规定》还针对执行《补助办法》时遇到的有关问题，作出更细致的规定。表现在以下几点：第一，"公务员未随在任所之配偶，生育子女，只系填报各公务员家庭状况调查表中之正式配偶，并经过规定取具医生或助产士证明，其生育补助费，应准照给"。第二，"公务员生育子女，非由医生或助产士接生，不能取得正式证明文件者，得由直接主管长官切实证明"。第三，"生产双胎，其生育补助费应加倍发给"。第四，"庶子或私生子之认知，不得请领生育补助费"。第五，"妊娠不足七个月而生产者为流产，流产不得核发生育补助费。妊娠在七个月不足九个月而生产者为早产准核给生育补助费"。第六，"生产死胎或生产后婴孩夭殇，其生育补助费均准核给"。④ 但为防止虚报，多报费用，《补充规定》对收费单据有特别要求：第一，"请领补助住院医药等费，以经医院（政府指定医院）诊断确需留医，依照此项规定格式，制给收费单据，方予补助"。第二，"报领医药补助费，按公

---

① 《中央公务员医药生育补助办法补充规定》，四川省档案馆馆藏档案，全宗号：民113，案卷号：1076，第63—66页。

② 本年指1944年，下同。

③ 《中央公务员医药生育补助办法补充规定》，四川省档案馆馆藏档案，全宗号：民113，案卷号：1076，第63—66页。

④ 同上。

务员战时生活补助办法施行细则第十三条第二款规定，为医药手术住院膳食四项，又住院费膳食费以二三等床房为限"。第三，"如治疗医院缺乏患者所需药品，应由医院代为购用，药费并列收费单内，但不得报列特别营养及其他费用"。第四，"各指定医院须照规定制发收费单据，凡格式内有括弧记号者，印制务必空白，临时详填，以免不合规定，徒费人力物力，又收费数字必须大写"。① 依据《中央公务员医药生育补助办法》、《中央公务员医药生育补助办法补充规定》，行政院还制定了《省级公务员战时医药生育补助办法》、《省级公务员战时医药生育补助办法补充规定》两项法规。此两项法规针对各省级公务人员，省级公务员享受的各项医药生育保健优待与中央公务员大体一致。

　　1944 年 5 月，四川省政府也参照中央法规发布了本省适用的《四川省省属各机关公务员战时医药生育丧葬补助费领发及报销办法》。对疾病治疗优待，《办法》规定："各机关公务员患重病或急病非住院不能治疗者，其住院期内医药手术费得请求补助三分之二，分由服务机关负责担负十分之一作正开支，其余十分之九在本省公务员医药生育丧葬补助费内呈请支给。"同时附带"公务员请求补助住院医药手术等费、其必须住院治疗之理由及请求补助费用数额应由所住医院（经省政府指定之医院）以书面证明，住院医药费手术费得核实列报，住院膳食费以二三等病房为限"等项要求。② 对生育医药补助，《办法》规定："各机关公务员或其配偶生育子女得每次请求生育补助费一千五百元，分由服务机关负担一百元整作正开支，其余一千四百元在本省公务员医药生育丧葬补助费内呈请支给。"但"如夫妻同为公务员时应由其妻请领"，双方不得同时请领。同年 8 月，四川省参照行政院前颁公务员战时生活补助办法第十八条第一项，将生育补助费提高为二千元。③ 1945 年 2 月，四川省再次提高公务员生育补助费标准，"增为四千元，由服务机关负担四百元，其余三千六百

---

① 《四川省卫生处代电》（民国三十三年十二月），载《卫生通讯》1944 年 12 月第 44 期。

② 《四川省省属各机关公务员战时医药生育丧葬补助费领发及报销办法》（民国三十三年五月公布），四川省档案馆馆藏档案，全宗号：民 113，案卷号：1076。

③ 《中央、省府、卫生处所属各机关公务员战时医药、生育、丧葬补助费领销办法通知、证明、保证书及指定住院医院名称与行政院补充规定》（民国三十三年五月公布），四川省档案馆馆藏档案，全宗号：民 113，案卷号：1076。

元在该省所列上项补助费内支给"。①

事实上，公务员疾病治疗、生育卫生保健优待并没有完全按照相关法规执行。1944年6月，国民政府主计处针对法规实际执行，发布渝秘字第五八八号训令，作出七项限定，其中五项限定缩减了法规既有的医药优待内容。这五项内容分别为：第一，"医院补助费以公务员本身为限，家属不得请求补助"；第二，"公务员或公务员配偶如系住院生育，只发生育补助费，不另给住院医药补助费"；第三，"生育证明书应依照施行细则第十四条之规定，由接产医师或助产士出具，保甲长或机关职员证明无效"；第四，"公务员请领医药补助费以就医之医院依照规定格式所给收费单据金额报领三分之二，其在院外购用之药品不予补助"；第五，"各司法机关之法警长、法警、庭丁、看守四项人员及财政部所属各缉私队不得请领医药及生育补助费"。② 法规在实际执行过程中打折，是抗战时期各项卫生保健优待项目的共有现象。

无论当时的中央或省级法规，都规定了公务员疾病治疗和生育的指定医院。各指定医院均要求具备设有病床这一条件，通常为各地条件较好的公私立医院。那时，四川公务员指定就医医院共计60余家，涵盖四川各县卫生院、公立专科医院、教会医院、中国红十字会总会所属医院、卫生署直属各公路卫生站、公立助产学校附属医院、公立医学院校附属医院

1945年6月，"为便利公务员就诊起见"，四川省政府奉卫生署指令再次增列"各地较为完善之私立医院"为公务员诊病之指定医院。③ 成都仁济医院、梓潼康宁医院、绵阳华强医院、乐山宏慈医院、三台感晋医院、绵阳仁民医院、阆中仁济医院、荣昌福音医院8家私立医院被增列为指定医院（详见表4—7）。④

---

① 《中央、省府、卫生处所属各机关公务员战时医药、生育、丧葬补助费领销办法通知、证明、保证书及指定住院医院名称与行政院补充规定》（民国三十三年五月公布），四川省档案馆馆藏档案，全宗号：民113，案卷号：1076。

② 同上。

③ 同上。

④ 同上。

表4—7　　　　　　　　　　抗战时期四川公务员诊病指定医院①

省立传染病院	华西齐鲁两大学联合医院	成都进益产校附属医院	成都圣修医院	成都甫澄纪念医院	成都天主堂医院	第一行政区中心卫生院	资中卫生院	资中宏仁医院	巴县卫生院	永川卫生院	眉山卫生院	灌县卫生院	第五行政区中心卫生院	宜宾仁济医院	宜宾卫生院	宜宾同济大学附属医院	宜宾明德女医院	荣昌卫生院	第十六行政区中心卫生院	江安卫生院	泸县卫生院	泸县仁济医院	泸县红十字会医院	荣县卫生院	荣县仁济医院	
万县卫生院	大竹卫生院	渠县卫生院	彭县卫生院	彭县仁济医院	仁寿卫生院	仁寿福音医院	涪陵卫生院	涪陵仁济医院	富顺卫生院	富顺仁济医院	潼南大同医院	潼南宽仁医院	南充卫生院	奉节卫生院	长寿卫生院	长寿仁济医院	广安卫生院	广安红十字会医院	绵阳卫生院	绵阳公路卫生站	绵竹卫生院	绵竹仁泽医院	江油卫生院	酉阳卫生院	阆中卫生院	阆中内地会医院
遂宁卫生院	遂宁博济医院	广元卫生院	忠县卫生院	忠县仁济医院	三台卫生院	三台仁慈卫生院	理番卫生院	合川卫生院	合川博爱医院	剑阁卫生院	叙永卫生院															

三　公务员因公伤病保健

《战时公务员因公伤病核给医药费办法》由"国防会第一四次"常会通过，国民政府1944年11月通饬施行。② 公务员因公伤病分为两种情况，第一，"伤病较轻可自行延医治疗者，由该公务员延医治疗后，检同医药费证件报由服务机关长官核明酌给，但其数额以不超过该员六个月俸给为

---

① 《中央、省府、卫生处所属各机关公务员战时医药、生育、丧葬补助费领销办法通知、证明、保证书及指定住医院名称与行政院补充规定》（民国三十三年五月公布），四川省档案馆馆藏档案，全宗号：民113，案卷号：1076。

② 《战时公务员因公伤病核给医药费办法》（国民政府三十三年十一月二十五日渝文字第六九一号通饬施行），四川省档案馆馆藏档案，全宗号：民113，案卷号：1076。

限"。第二，"伤病较重须住医院施手术者，其医药费由服务机关长官核明全部支给，但病室以二等为限"。① 《战时公务员因公伤病核给医药费办法》是对《中央公务员雇员公役遭受空袭损害暂行救济办法》、《四川省公务员雇员公役遭受空袭损害暂行救济办法》等法规的发展。如果说空袭损害救济中的保健优待还只是一种临时性的、应急性的政策，而《战时公务员因公伤病核给医药费办法》针对的却是常态性、一般性的状况。该《办法》的公布显示公务员保健政策的进一步完善。

前述各项公务员保健法规均限定"公务员患普通疾病，仅在指定医院门诊服药者不得请领医药补助费"。② 也即是说，公务员必须住院治疗方能请领医药补助费。但值得一提的是，抗战时期四川省还在成都市成立了专门的公务员诊疗所，以"救济职员临时病患"。③ 1940 年前后，为躲避频繁空袭，四川省政府职员多疏散至成都市郊乡间办公，"医药均感不足"，当时的省政府令四川省卫生（实验）处成立四川省政府职员诊疗所。④ 1940 年 4 月四川省政府职员诊疗所奉命成立，负责省府职员疾病诊疗、预防接种、身体检查等诸项事宜。⑤ "太平洋战事爆发后，市面药价狂涨不已，各厅处职工及眷属医药顿成问题，遇有病苦皆趋职所（指四川省政府职员诊疗所——引者注）就诊领药，每日医治人数较前激增"。⑥ 为适应需要，1942 年 9 月，四川省政府职员诊疗所与疏散区卫生队合并，改称公务员诊疗所。⑦ 尽管未设病床，只有职员 9 名，但无需住院，即可享受疾病治疗的优待，此项公务员保健优待，在抗战时期全国其他地方尚属少见。1943 年，公务员诊疗所全年开诊次数共计 628 次，门诊人数达

① 《战时公务员因公伤病核给医药费办法》（国民政府三十三年十一月二十五日渝文字第六九一号通饬施行），四川省档案馆馆藏档案，全宗号：民 113，案卷号：1076。

② 《四川省政府关于公务员疾病医疗指令》，四川省档案馆馆藏档案，全宗号：民 113，案卷号：2127，第 10 页。

③ 《四川省政府训令》，四川省档案馆馆藏档案，全宗号：民 113，案卷号：265，第 4 页。

④ 同上。

⑤ 《四川省政府职员诊疗所组织规程》，四川省档案馆馆藏档案，全宗号：民 113，案卷号：265，第 9 页。

⑥ 《四川省卫生处签条》，四川省档案馆馆藏档案，全宗号：民 113，案卷号：265，第 127 页。

⑦ 《四川省公务员诊疗所组织规程、工作细则》，四川省档案馆馆藏档案，全宗号：民 113，案卷号：265，第 14 页。

46019 人。①

　　除妇幼、学生、公务员作为特殊群体享受特殊的卫生保健服务外，贫民也是抗战时期四川公共卫生事业特别关注的社会群体之一。为了缓和社会矛盾，均衡社会发展，任何性质的政府一般都承担对该社会贫民群体进行救济的职能。战时贫民卫生保健优待既传承了传统政府这一职能，同时其"强调政府义务和公民正当权利"，又显示出贫民卫生保健政策的现代性特征。战时贫民卫生保健优待主要通过医院减免医疗费用的形式实现。四川省卫生（实验）处所属的所有公立卫生机构的收费条文中均含有"凡遇贫苦病人酌予减免费用"的规定。② 但由于各公立卫生机构经费短绌，且抗战时期四川民众普遍收入水平低下，贫民卫生保健优待事实上更多停留在纸面上，较少付诸实施。

---

① 《四川省政府公务人员诊疗所三十二年全年工作统计表》，载《卫生通讯》1944 年 5 月第 37 期。

② 参见本书第三章"抗战时期四川县市卫生机构收费情况比较表"（表 3—13）。

第五章

政府对社会力量的组织和国际援助

抗战时期的公共卫生事业是由当时的国民政府举办的，服从和服务于抗日战争，并以促进大众健康为目标的一种社会事业。各级卫生行政机关采用征集、调用、合作、管理、接受等方式，将当时的教会卫生力量、中国红十字总会及四川各分会、在川高等医学院校、警察系统、个体医生、社会团体、外援等力量纳入开展本属于卫生系统职权范围内的公共卫生工作，承担本应由当时的卫生系统履行的公共卫生责任，实现卫生系统意图下的公共卫生目标，其本质上是一种卫生系统在公共卫生力量（包括人力、财力、技术力量等）不足的情况下，向其"借力"的行为。

第一节 教会卫生力量的参与

抗战时期四川教会卫生力量参与公共卫生事业是在特定时期内、特定历史条件下产生的历史现象。教会卫生力量对公共卫生事业的参与主要表现在疫病防控、空袭救护、疾病治疗等三个方面，其缓解了民众医疗卫生需求与公立卫生机构服务供应不足之间的矛盾，但随着时间和条件的变化，这一历史现象逐渐走向衰落。

教会卫生力量，主要指教会开办的医院或医学院校，是一种私立性质的医疗卫生资源，其主要为能支付昂贵医疗费用的少数人提供医疗服务。教会卫生力量参与公共卫生事业的形式，主要体现为卫生行政机关征集、调用、主动与之合作等方式。

一　教会卫生力量参与四川公共卫生事业的历史背景

（一）四川公共卫生基础薄弱，但教会卫生力量却已有一定的基础

抗日战争爆发初期，四川政府主办的医药卫生事业异常薄弱，但当时四川的教会卫生力量却已有相当的发展，全川教会医院"颇为普遍"①，堪称四川唯一具备一定规模的、现代化的卫生力量。据1940年的统计数据，"四川有教会医院十六所"。② 陈志潜在谈到与教会卫生力量合作的必要性时指出，"本省过去对于卫生事业，极鲜注意，由政府办理之卫生机关，寥若晨星，按照现在情形，举凡推进一切公共卫生，均有与教会医院合作办理之必要，允宜遵体兼理主席（指蒋介石——引者注）训示之旨，切实与各地教会医院合作，以收事半功倍之效"。③ 利用教会卫生力量从事公共卫生事业，成为公立卫生机关在力量弱小时的必然选择。

（二）政府对教会卫生力量参与公共卫生事业的促成

首先，当时的中央卫生机关出台了促成教会卫生力量参与公共卫生事业的政策。1940年全国卫生行政技术会议通过"教会医院及私立医院应如何联系及合作"的决议案，倡导并督促公立卫生机构加强与教会医院的合作。④ 1943年9月，卫生署训令四川省卫生（实验）处遵照，并重行抄发第二次全国防疫会议通过的"关于卫生机关与教会医院之合作联系问题决议案"。⑤ 提案除规定1940年决议案事项继续办理外，还增加以下三条内容：第一，"教会医院之设置标准应设法提高"；第二，"地方卫生机关得利用教会医院之现有设备，教会医院应充分予以合作"；第三，"附设学校之教会医院其训练名额应酌量扩充"。⑥ 提案表明中央卫生机关

---

① 《四川省卫生实验处及附属机关呈送二八年度五至十二月工作报告》，四川省档案馆馆藏档案，全宗号：民113，案卷号：117，第50页。

② 《四川省卫生实验处二九年度一至六月份工作简报》，四川省档案馆馆藏档案，全宗号：民113，案卷号：129。

③ 《省卫生实验处召集各地方教会医院会商合作办法会议纪录》，四川省档案馆馆藏档案，全宗号：民113，案卷号：128。

④ 《卫生署指令四川省卫生处重行抄发第二次全国防疫会议关于卫生机关与教会医院之合作联系问题决议案》，四川省档案馆馆藏档案，全宗号：民113，案卷号：13，第77页。

⑤ 同上。

⑥ 同上书，第78页。

进一步加大了对双方合作的政策支持。

其次，从四川来看，当时的四川省卫生（实验）处成立后就积极寻求教会卫生力量对公共卫生工作的支持，尤其以空袭救护开展的合作最早。1939 年 10 月 16—17 日，四川省卫生（实验）处组织召开了全省教会医院会议，讨论加强公共卫生机关与教会合作办法。时任四川省卫生（实验）处处长的陈志潜致开会词，坦承对于此次合作，"政府方面是很有诚意的，热心与各教会医院合作，希望同仁本着向来服务人群的精神与慈善为怀的旨趣，与政府合力共济，并请尽量提供合作意见，使合作办法可以具体，将来收很大的成效云云"。① 当时的民政厅长胡次威也表态，"深望各教会医院帮助我们并诚意的切实合作"。② 此次会议通过了《四川省卫生实验处与四川各地教会医院合作办法》③，标志着四川公共卫生机关与教会医院的合作发展到一个新的高度，具体表现为双方合作规模的扩大，合作地域的拓展，合作变得有章可循。1940 年新县制实行，省县卫生经费分开，省卫生（实验）处的行政权力削弱，地方卫生院工作的主动性增强。为适应新的形势，当时的四川省卫生（实验）处出台了《四川各县卫生院与教会医院合作办法》，新办法的内容由原六条增加到十一条。④

二 教会卫生力量参与公共卫生事业的主要内容

抗战时期四川公共卫生工作的内容非常广泛，但囿于经费及人才的限制，很多方面并未充分开展。为适应现实需要，时任四川省卫生（实验）处处长的陈志潜认为，四川公共卫生工作的当务之急是"集中力量于应该办的工作"，而不是"实施全部公共卫生学"。⑤ 空袭救护、疫病防控、

---

① 《四川省卫生实验处召集各地教会医院会商合作办法经过及议案》，载《新新新闻》1939 年 10 月 28 日第 4 版。

② 同上。

③ 《四川省卫生实验处及附属机关呈送二八年度五至十二月工作报告》，四川省档案馆馆藏档案，全宗号：113，案卷号：117，第 51 页。

④ 《四川各县卫生院与教会医院合作办法》，四川省档案馆馆藏档案，全宗号：民 113，案卷号：112，第 41 页。

⑤ 陈志潜：《陈处长训词》，载《卫生通讯》（四川全省卫生行政技术会议专号）1941 年 4 月第 2 期。

疾病治疗是抗战时期四川公共卫生工作的三大主要内容，同时也是教会卫生力量主要参与的工作。

（一）疫病防控

1939 年 5 月，霍乱首发于重庆难民之中，很快波及四川 50 余市、县，因霍乱死亡者约计不下万人。但那时，四川省卫生（实验）处初告成立，工作人员极为有限，以致"束手无策"。省卫生（实验）处与教会医院商妥，省卫生（实验）处供给疫苗，交由各教会医院"义务普施注射，以资防救"。① 而在成都市，教会卫生力量所做的主要工作有：第一，组织防疫队，开展疫苗注射工作。以教会主办的华西协合医学院为主体的三大学联合医院同学组成"防疫队 11 队，每队 2 人，分携宣传品及疫苗出发，自 9 月 7 日起各队开始工作，合计注射 77344 人"。② 第二，收容病人，隔离治疗。大量传染病人急需隔离治疗，当时的省卫生（实验）处"原拟组织规模较大之霍乱隔离病院以便治疗而防传染，奈因经费无着不克如愿"，只得请求"三大学联合医院……代为收容病人并予以治疗"。从 7 月 4 日至 8 月 3 日止，"三大学联合医院共收容 66 人，经诊查与治疗而住院者 182 人"。③ 8 月 3 日后，四川省卫生（实验）处"始租得市内东新街民房 1 所"，作为临时隔离医院之用。但临时隔离医院"仍请三大学联合医院合作代为负责办理，由本处［当时的四川省卫生（实验）处——引者注］派员协助工作"。从 8 月 3 日—9 月 17 日结束，临时隔离病院"共收容霍乱患者 89 人，其由门诊处治疗而未住院者计 232 人"。④

同时，四川省卫生（实验）处将全省教会医院纳入了四川公共卫生防疫体系，教会医院与公立卫生机构共同承担全川疫病防治的任务。《四川省卫生实验处与四川各地教会医院合作办法》第四条规定，"各特约卫生院按照本处规定办理免费预防接种，所需疫苗由本处供给，遇有时疫流行应尽力协助防治工作"。⑤

---

① 《新新新闻》1939 年 7 月 27 日第 8 版。

② 《四川省卫生实验处及附属机关呈送二八年度五至十二月工作报告》，四川省档案馆馆藏档案，全宗号：民 113，案卷号：117，第 18 页。

③ 同上书，第 19 页。

④ 同上书，第 19 页。

⑤ 《省卫生实验处召集各地方教会医院会商合作办法会议纪录》，四川省档案馆馆藏档案，全宗号：民 113，案卷号：128，第 5 页。

（二）空袭救护

1939 年 6 月 11 日成都遭受空袭，是当时的四川省卫生（实验）处成立后面临的第一次大考验。大轰炸炸死 226 人，炸伤 432 人。[1] 6 月 12 日，四川省空袭紧急救济联合办事处召开全体紧急会议议决由省卫生（实验）处处长担任医疗组组长综理全部医疗事宜。"当时成都仍没有政府主办的医院，因而我（指陈志潜——引者注）设法取得教会医院和协合大学医学院的协作。"[2] 此次空袭救援教会卫生力量发挥了主要作用。三大学联合医院、甫澄纪念医院、法国圣修医院等共收容伤民住院 222 人、门诊 185 人（见表 5—1）。6 月 11 日成都大轰炸后，四川省卫生（实验）处为了应对成都市可能再发生的空袭救护，整合全市公私医疗资源，确定"今后被轰炸伤民之转送步骤"。成都市的各大教会医院均成为空袭救护的"特约医院"，承担空袭救护的义务。为了应对可能发生的更大的空袭，1941 年 7 月，省卫生（实验）处"拟具……省会二千伤民收容医疗计划"。[3] 成都各教会医院均参与其中，详见本书第三章第二节。在各市县，教会医院参与空袭救护开展工作的情况也与成都相似。

表 5—1　　　　6 月 11 日成都大轰炸各医院伤民收容情况[4]

医院名称		住院伤民数	门诊伤民数
三大学联合医院	男院	105	151
	女院	23	
三大学联合医院（眼耳鼻喉院）		39	11

① 四川省档案馆：《四川抗战档案史料选编》，西南交通大学出版社 2005 年版，第 22 页。

② 陈志潜：《中国农村的医学——我的回忆》，四川人民出版社 1998 年版，第 122 页。

③ 《省卫生实验处省会二千伤民收容医疗计划》，四川省档案馆馆藏档案，全宗号：民 113，案卷号：219。

④ 《四川省卫生实验处及附属机关呈送二八年度五至十二月工作报告》，四川省档案馆馆藏档案，全宗号：民 113，案卷号：117，第 9 页。

医院名称	住院伤民数	门诊伤民数
甫澄纪念医院	24	23
法国圣修医院	31	
合　计	222	185

（三）贫民疾病医药治疗

教会医院医药治疗因收费昂贵，为一般人所不能问津。那时，四川省卫生（实验）处采取补贴医疗费用的方式，吸纳教会卫生力量参与福利性质的医药治疗。1939 年 10 月四川全省教会医院会议后，"绵竹、三台、荣县、宜宾、乐山、重庆 6 处"教会医院成为首批特约卫生院。① 按照规定，"各该特约卫生院对于贫苦病人，须尽量免费收容，得由本处每月津贴各该院三十名病人之费，每名以五元计算，共计一百五十元"。② 四川省卫生（实验）处为此拨专款 3000 元。1940 年新出台的《四川各县卫生院与教会医院合作办法》，对教会医院参与贫民治疗作出如下规定：第一，"各教会医院与卫生院合作后须设免费床若干张以便贫苦人之治疗"；第二，对持有卫生院所发之介绍书的病人，教会医院"即须……留院诊治，其收费数目可按照介绍书上所规定办理"。③

三 教会卫生力量参与公共卫生事业的社会影响

（一）教会卫生力量参与公共卫生事业的历史功绩

抗战时期四川教会卫生力量参与公共卫生事业产生了积极的社会影响，为抗日战争的胜利作出了一定的贡献。尤其是在 1939 年至 1940 年间，四川省卫生（实验）处初告成立，四川公共卫生力量极为薄弱，教

---

① 《省卫生实验处召集各地方教会医院会商合作办法会议纪录》，四川省档案馆藏档案，全宗号：民 113，案卷号：128，第 24 页。

② 《省卫生实验处召集各地方教会医院会商合作办法会议纪录》，四川省档案馆藏档案，全宗号：民 113，案卷号：128。

③ 《四川各县卫生院与教会医院合作办法》，四川省档案馆馆藏档案，全宗号：民 113，案卷号：219。

会卫生力量对公共卫生事业的参与，缓解了民众医疗卫生需求与公共卫生服务供应不足之间的矛盾，对抗战时期四川社会安定和抗日战争大局发挥了建设性的作用。在多民族聚居，公共卫生基础极为薄弱的川西地区，教会卫生力量甚至在一定的时间内，替代公立卫生机构在当地的公共卫生领域发挥了主要作用。以松潘县为例，1941 年 6 月松潘县遭日机轰炸"重伤百余人，轻伤登记二百余人，未登记而疏散回乡者，尚无统计"。当时的松潘县政府急报省政府，"恳请立饬卫生处多派医士，并运大批药品克程来松，速组伤民医院，以资救济"。① 但四川省卫生（实验）处受人力、财力所限，紧急救济难以到位，函第十六行政督察区（松潘所属专区）严专员，"请召集贵属各该新县商筹成立卫生院"，但当时的理番县政府却认为，"查本处已有⋯⋯在华基督教会边疆服务部，与地方合作设置之协立医院，对于普通治疗颇能发挥效能，且该院组织设备，尚在积极扩充中，将来一般治疗足资应付，目前地方财力异常支绌，筹设县卫生院，洵属不易，拟请从缓举办"。②

(二) 教会卫生力量参与公共卫生事业存在的问题

教会卫生力量参与公共卫生事业也存在一些问题。教会卫生力量是一种私立的、独立于政府之外的、具有自我管理机制的医疗卫生力量。与公立卫生机构合作后，教会医院被要求"须接受卫生院对教会医院之改善建议"、"须聘卫生院长为董事"③、"应设置院务会议开会时本处[四川省卫生（实验）处——引者注]指定代表出席以资商讨院务之改进"。④ 种种规定无疑干预了教会医院固有的、独立的运作及管理。再加上政府以"征集、调用"的方式对其加以利用，无视在双方合作中

<hr/>

① 《为呈复奉合以松潘被炸饬速派医士前往组织伤民医院并交练习机载药品救济一案遵办情开仰祈鉴核令遵由》（民国三十年七月十二日），四川省档案馆馆藏档案，全宗号：民113，案卷号：221，第6页。

② 《四川省第十六行政督察专员公署公函：为据理番县府呈复奉令积极筹设县卫生院情形一案烦请查照由》（民国三十年九月二十日），四川省档案馆馆藏档案，全宗号：民113，案卷号：221，第49—50页。

③ 《四川各县卫生院与教会医院合作办法》，四川省档案馆馆藏档案，全宗号：民113，案卷号：219。

④ 《省卫生实验处召集各地方教会医院会商合作办法会议纪录》，四川省档案馆馆藏档案，全宗号：民113，案卷号：128，第5页。

教会医院应享有的经济利益，加大了双方合作的难度。如在 1939 年成都空袭救护中，政府应付给教会医院的医疗费用迟迟难以到位，圣修医院和三大学联合医疗队均要求政府方面"督促结清费用"。① 官方认为教会医院"多不能适应吾人之要求"，而"院方（教会医院方面——引者注）亦感觉有赔垫忙碌之困难"，造成了双方矛盾的加深。② 随着全川公立卫生机构数量不断增加，力量的不断增强，双方合作的必要性逐渐降低。在 1941 年 3 月全省卫生行政技术会议召开时，四川省卫生（实验）处陈志潜临时向大会提出，"设有卫生院的县份，特约卫生院是否有存在价值"。③ 经过讨论，会议决议："设有卫生院的县份，特约卫生院改为特约医院，仍由省处补助。无卫生（院）县份，仍名特约卫生院，除治疗外作简单卫生工作。"④ 1941 年后，双方的合作总体上不断缩减。在特定时期内、特定历史条件下出现的教会卫生力量参与公共卫生事业这一历史现象逐渐走向衰落。

第二节　其他社会力量的支持

抗战时期公共卫生事业关系社会稳定大局，是一项需要全社会全面动员、共同参与的社会事业。尤其是在传染病防控、空袭救护、恶性地方病的防治等方面，全社会共同参与的这一特性体现得更为明显。所谓其他社会力量，当时主要指以下几种：中国红十字会及四川各分会、在川医学高等院校、警察系统、医师协会、个体医生、士绅、开业药房等。笔者择其要者，给予说明。

一　中国红十字会及四川各分会
民国时期，中国红十字会的工作内容涉及灾难救济、内战救护、平民

---

① 《省卫生实验处二十九年一月至三月工作报告》，四川省档案馆馆藏档案，全宗号：民113，案卷号：49。

② 《四川省卫生实验处及附属机关呈送二八年度五至十二月工作报告》，四川省档案馆馆藏档案，全宗号：民113，案卷号：117，第12页。

③ 《卫生通讯》（四川全省卫生行政技术会议专号）1941年4月第2期。

④ 同上。

医疗卫生与防疫、国际救援等多个领域。[①] 抗战时期的四川，中国红十字会及其四川各分会积极协助地方卫生机关开展平民公共卫生工作。1943年4月1日，《中华民国红十字会战时组织条例》公布，其第四条规定，"中华民国红十字会设总会于国民政府所在地，设分会于各地"。[②] 抗战时期四川共计设有红十字分会35处（详见表5—2）。

表5—2　　　　　　　　　**四川各县红十字会分会表**[③]

重庆	成都	万县	大竹	灌县	乐山
邛崃	隆昌	梁山	渠县	广安	邻水
遂宁	安岳	广汉	北碚	纳溪	什邡
荣昌	蓬溪	丰都	垫江	南川	荣县
泸县	永川	綦江	长寿	江津	合川
宜宾	涪陵	华阳	内江	江安	射洪

中国红十字会及其四川各分会对抗战时期四川公共卫生事业的贡献，主要体现在以下三个方面：

第一，协助地方政府从事空袭救护工作。

1939年，四川省卫生（实验）处初告成立，其拥有的可支配医药资源极为有限，对成都市以外日机"频行滥炸"造成的伤民救护几乎束手无策。四川各地红十字会积极参与当地的空袭救护工作，有时甚至成为空袭轰炸地唯一的医疗救护力量。如泸州被炸后，据当时的新运总会总干事黄仁霖称，"泸州被炸甚于乐山"，轰炸导致"伤胞惨痛"，急需得到医疗救护。[④] 但当地尚无政府举办的卫生机构，"虽有少数开业医生"，但却

---

① 戴斌武：《抗战时期中国红十字会救护总队研究》，四川大学图书馆馆藏博士学位论文，2008年。

② 《中华民国红十字会战时组织条例》（民国三十二年四月一日公布），成都市档案馆馆藏档案，全宗号：38，目录号：5，案卷号：13，第15页。

③ 《四川各县红十字会分会表》，四川省档案馆馆藏档案，全宗号：民113，案卷号：4，第16页。

④ 《四川省政府训令》（民国二十八年十一月），四川省档案馆馆藏档案，全宗号：民113，案卷号：28，第38页。

"因避轰炸离城"，"教会医院又复被炸"。① 此次轰炸中，泸县红十字分会为唯一救护力量，该红十字分会"收容二十余人"，给予紧急医疗救护。②

当时，新运会总干事黄仁霖根据乐山、泸州被炸后的空袭救护工作经验，建议"卫生署、红十字总会等转饬所属各级之地方卫生机关，立即严密其组织，改善其设备，充实其人员，并派员详为视察，予以导助，以备不时之需。如查有不履行其职务者应予严惩"。③ 此建议被国民政府军事委员会转发。④ 当时的中国红十字总会根据建议，"决定加强川省各县原有分会救护效率及推动重要城镇组织分会及救护事业，并拟具计划饬由本处（指中国红十字会总会重庆分会办事处——引者注），着手进行"。⑤ 此后，中国红十字总会重庆分会办事处积极进行该项工作，并派出人员首先视察四川省各县红十字分会开展空袭救护工作情况。⑥

那个时候，各县卫生院所多未成立，已成立的卫生院所力量也极其薄弱，1939年底，四川省卫生（实验）处紧急呈文四川省政府及民政厅，请求同意中国红十字总会对地方空袭救护工作的协助。呈文如下：

窃查敌机枉顾人道，频行滥炸后方不设防城市，嘉定泸县，已惨被其殃，加紧救济事宜，实为目前当务之急。唯因限于人力财力，除重庆成都设有空袭紧急救济联合办事处，组织较为完备外，所有其它各城市，均乏完善之医药救护组织。刻职已面商中国红十字会重庆办事处唐承宗主任，请其设立或充实永川，荣昌，綦江，梁山，广汉，灌县，宜宾，遂宁各县红十字分会，增加设备，加强组织，以备救护空袭。⑦

---

① 《四川省政府训令》（民国二十八年十一月），四川省档案馆馆藏档案，全宗号：民113，案卷号：28，第38页。
② 同上。
③ 同上。
④ 同上。
⑤ 同上。
⑥ 同上。
⑦ 《四川省卫生实验处签条》（民国二十八年十二月），四川省档案馆馆藏档案，全宗号：民113，案卷号：128，第44页。

当时的四川省政府、民政厅迅速批示"可也"。① 1939 年 12 月 13 日，中国红十字会总会负责人，"签请正式委托中国红十字会重庆办事处设立充实永川等八县分会，以备空袭救护事宜"。②

与当时的四川省卫生（实验）处所属各卫生机构相同，空袭救护也是抗战时期四川各红十字分会的中心工作之一。在设有红十字分会的各市县，遇有空袭发生，伤民救护工作即成为各红十字分会重于一切的首要工作。抗战时期，四川各红十字分会是堪称仅次于四川省卫生（实验）处及其所属的卫生机构外的另一支重要的空袭救护卫生力量。

第二，捐赠医药物品。

1939 年 8 月，四川省卫生（实验）处既要应对伤民救护，又要处置全省霍乱大流行，但能支配的药品却异常短缺，只得向当时的中国红十字总会求借。四川省卫生（实验）处商借函如下：

> 兹查中国红十字会，宅心济世，博爱为怀，其运输工具，与药品材料，尚称充足，拟恳钧府转请中国红十字会随时供借职处所需救护药品材料及运输上之便利，川民感颂。③

1939 年，中国红十字总会向四川省捐赠价值总计约"1000"元的药品材料。④

地方卫生院也有向中国红十字总会借药的案例。1944 年 9 月，灌县卫生院即请求总会"将储存药品拨赐一部"。⑤ 详文如下：

---

① 《四川省政府、民政厅批示》（民国二十八年十二月），四川省档案馆馆藏档案，全宗号：民 113，案卷号：128，第 44 页。
② 《中国红十字会总会关于四川空袭救护工作的函件》，四川省档案馆馆藏档案，全宗号：民 113，案卷号：220。
③ 《四川省卫生实验处签条》，四川省档案馆馆藏档案，全宗号：民 113，案卷号：129，第 128 页。
④ 《四川省卫生实验处及附属机关呈送二八年度五至十二月工作报告》，四川省档案馆馆藏档案，全宗号：民 113，案卷号：117，第 53 页。
⑤ 《拨赠灌县卫生院药品六种函达查照由》，四川省档案馆馆藏档案，全宗号：民 113，案卷号：28，第 120 页。

灌县为松、理、茂、懋、汶等边区各县出入之要隘，且为川西风景所在，中外人士往来于此者络绎不绝，故城区人口密集，市面日趋繁荣，唯卫生设备则尚嫌落后。盖以此地原无私人医院，而本院因仪器缺乏药品空虚，不能多所推进。如此情形非但易启友邦轻视心理，亦非政府设院之本旨，限于经费只得仰屋兴嗟。素仰钧会在渝、蓉、嘉、叙各通都大邑均设有分队，完全免费施治一般贫苦病民，感惠实深。拟请顾及此地当前需要，将储存药品拨赐一部，饬由本院按照规定负责免费施治，在钧会既可节省人员开支之费用，而灌邑市民亦能感受实惠，一举而均蒙其利，未知是否可行……①

当时的中国红十字总会案批准了灌县卫生院请求，共拨赠"醋柳酸片二千、奎宁丸粒三千、色芳里迈片五百粒、碘片一磅、仿四两硼酸五磅等药品六种"。②

第三，红十字会各分会协助地方卫生院工作。

那个时候，红十字会各分会协助地方卫生院工作，主要通过以下形式进行：其一，为地方卫生院捐款。1941年3月，《卫生通讯》第1期报道，中国红十字会遂宁分会，"亦以推进公共卫生事业，实为最重要工作之一"，"特捐助法币二千元，作该县卫生院建筑费，俾该院工作得顺利进行，继续开展"。四川省卫生（实验）处得该县卫生院呈报情况后，特呈卫生署，"卫生署特颁发三等奖状给予该会，以资嘉奖云"。③ 其二，分会向地方卫生院出让房屋作为院址。四川省立第五行政区卫生院成立后，"以院址一时不易觅定"，"特于4月间租赁乐山油榨街房屋数间作为临时门诊部，推行各项工作"。在第五行政区督察专员公署及乐山县政府的帮助下，乐山县红十字分会同意"让给职院（指第五行政区卫生院——引者注）房屋十余间作为院址"，该院"业于本月（指1942年6月——引

①《拨赠灌县卫生院药品六种函达查照由》，四川省档案馆馆藏档案，全宗号：民113，案卷号：28，第120页。

② 同上。

③《富顺士绅易德尊遂宁红分会慨捐巨款作卫生院建筑费》，载《卫生通讯》1941年3月第1期。

者注）二十日迁入"。① 灌县卫生院初建时，也因"抗战后疏散来此机关甚多"院址难以确定，向灌县红十字分会租借前半院，"聊可充设门诊部"以开始卫生院业务。② 其三，分会与卫生院在人事、业务上密切合作。如广汉县红十字分会于 1941 年 1 月 1 日成立，但分会实际"系卫生院主持"，推举"地方富绅王君担任会长，将来有事或可望伊捐助款项"，而"卫生院［（院长）——引者加］任副会长，担任实际工作"。③ 因此广汉县卫生院与广汉县红十字分会实为一体的关系。遂宁县卫生院也报告，"因旅费有限，食宿价昂关系，未能前往较远乡镇，普遍施种（牛痘）"，遂宁县红十字分会给予种痘工作以大力协助，"派员至各乡镇施种一次"。④

二 在川医学高等院校

1937 年，国民政府教育部立案的医学高校共 30 所，其中上海、南京、北京、广州 4 个城市有 16 所，占总数的一半以上。四川省仅有来华传教士举办之私立华西协合大学一所。⑤ 全面抗战爆发后，为保存国家医学教育资源，医学高校纷纷内迁。迁往四川的共有 7 所（详见表 5—3）。

在川医学高校有力地支持了全国人民的抗日战争运动，"推动了四川医疗卫生事业的发展"。⑥ 卫生行政机关也积极利用其科研、人才、设备的优势，为地方公共卫生事业服务。有案可查的有以下三件⑦：

第一，四川省卫生（实验）处与私立华西协合大学合作调查、开发四川土产药材。

---

① 《为呈报职院业于本月二十日迁入红十字会原址请鉴核备查由》，四川省档案馆藏档案，全宗号：民 113，案卷号：189。

② 陈历荣：《灌县卫生院二十九年度工作报告——创设第一年》，载《卫生通讯》1941 年 3 月第 1 期。

③ 王世开：《广汉卫生院半年来工作概况》（民国二十九年九月一日至三十年二月二十八日），载《卫生通讯》1941 年 8 月第 6 期。

④ 康容楚：《遂宁县卫生院工作概况》，载《卫生通讯》1941 年 9 月第 7 期。

⑤ 中国第二历史档案馆编：《中华民国档案资料汇编》第五辑，第二编，教育（1），江苏古籍出版社 1997 年版，第 359—361 页。

⑥ 参见黄茂的硕士论文《抗战时期的医学高校的迁川问题研究》（2002 年），第 44—48 页，第 55—61 页。

⑦ 成都"三大学"有关活动在前面已有论述，兹不赘述。

表 5—3　　　　　　　　　　　抗战时期迁川医学高校概况①

校　名	原址	迁川时间	迁川地点
国立中央大学医学院	南京	1937 年 10 月	成都
国立牙医专科学校	南京	1937 年 10 月	成都
山东省立医学专科学校	济南	1938 年春	万县
私立齐鲁大学医学院	济南	1938 年秋	成都
私立南通学院医科	南通	1939 年春	北碚
江苏省立医政学院	镇江	1939 年初	北碚
国立同济大学	上海	1941 年 3 月	宜宾

　　"我国工业落后，所需药品大半仰赖外国。"② 抗日战争爆发后，"港口多被封锁"，因而药品"来源大减，供给日渐困难，价格亦日趋高涨"。③ 尤其是太平洋战争爆发后，药品"来源日感枯竭"，四川公立卫生机构药品供给面临极大困难。④ 时任卫生署署长的金宝善指示，"四川出产（土产药材）丰富，也应该自己想办法，从土产药材中提出，以供自己的需要"。⑤ 但因缺乏相关人才，四川省卫生（实验）处从 1939 年起即开始与私立华西协合大学合作调查、开发四川土产药材。⑥ 1940 年度该项合作继续进行。⑦ 以该项成果为基础，四川省于 1939 年即开始筹划创办

---

　　① 表中迁川高校不包括迁重庆市高校在内。参见《抗日战争中 48 所高等院校迁川梗概》附表，载《四川文史资料选辑》第 13 辑，四川人民出版社 1964 年版，第 81—96 页；曹必宏主编《中华民国实录文献统计》（1921 年 1 月至 1949 年 9 月），吉林人民出版社 1997 年版，第 5480—5492 页。

　　② 《卫生署函请提高制药技术人员待遇经利药品出产由》，四川省档案馆馆藏档案，全宗号：民 113，案卷号：27，第 2 页。

　　③ 陈志潜：《川省卫生业务》，载《卫生通讯》1944 年 9 月第 41 期。

　　④ 《四川省卫生处签条》，四川省档案馆馆藏档案，全宗号：民 113，案卷号：265，第 127 页。

　　⑤ 金宝善：《金署长训词》，载《卫生通讯》1941 年 4 月第 2 期。

　　⑥ 《四川省卫生实验处及附属机关呈送二八年度五至十二月工作报告》，四川省档案馆馆藏档案，全宗号：民 113，案卷号：117，第 55 页。

　　⑦ 《省卫生实验处二十九年一月至三月工作报告》，四川省档案馆馆藏档案，全宗号：民 113，案卷号：49。

以土产药材为原料，制炼药品"以供本省各卫生机关购用，一般民众也得以低廉价格购买"的卫生材料厂。[1] 1940 年，"四川省政府拨款 15 万元"，卫生材料厂遂得以成立。[2] "利用土产药材，配制代用品"，"以供省市立医院及各县卫生院兼办治疗之需"，对缓解抗战时期四川公立卫生机构用药难问题发挥了积极的作用。[3] 四川省卫生（实验）处在总结成立五年来的工作报告中指出，"历年利用土产原料配制药品已达六十余种，品质均佳，尚称合用，各医疗机构，大体供应得当"，足见其对于开发土产药材的效果尚称满意。[4]

第二，四川省卫生（实验）处与齐鲁大学合作调查、研究钩虫病之防治。

"川省各县，几皆有人体肠胃寄生虫病之流行，各病中尤数钩虫病（四川俗称为黄肠病，粑黄病，懒黄病，温气）为害最烈。"[5] 钩虫病为中国"一般农民之职业病"，但研究发现"我国各省中，钩虫病最猖獗之省又当推四川"。[6] 钩虫为人体寄生虫之一种，钩虫成虫入人体后，寄生于人之肠管内，用口腔咬住肠壁，使肠壁损害而流血，且因钩虫附着于肠壁上，连续不断吸入人血，并不断自肛门排出，致使受染者流血过多而成贫血。因此钩虫病常被误认为营养不良病。[7] 钩虫病患者"身体孱弱、气喘无力"、"耳鸣心跳、全身黄肿"，以致"不能工作、行路艰难、数步即须休息"，更有少数患者"每日须食泥土、沙石、瓦片、煤炭、生米等物"，"实属悲惨已极"，因此全省"钩虫病之流行区域，大多贫困异常"。[8]

1940 年起，省立传染病院即组织寄生虫病调查队，与齐鲁大学合作进行川省人体寄生虫之调查。调查队"所需经费，由省卫生实验处担

① 《四川省卫生实验处及附属机关呈送二八年度五至十二月工作报告》，四川省档案馆馆藏档案，全宗号：民 113，案卷号：117，第 55 页。
② 陈志潜：《川省卫生业务》，载《卫生通讯》1944 年 9 月第 41 期。
③ 《卫生通讯》（省卫生处三二年度工作报告专号）1944 年 5 月第 37 期。
④ 陈志潜：《川省卫生业务》，载《卫生通讯》1944 年 9 月第 41 期。
⑤ 张奎：《四川的钩虫病——省处与齐鲁大学合作研究防治》，载《卫生通讯》1942 年 10 月第 20 期。
⑥ 同上。
⑦ 同上。
⑧ 同上。

任"，而"技术方面，由齐鲁大学教授张奎指导"。① 从 1940 年起，张奎教授带领调查队在全省选择"新都（代表水稻区），金堂（代表果树区），嘉定（代表蚕桑区），自贡（代表川南之杂粮区），内江（代表甘蔗区），阆中（代表川北之杂粮区），营山（代表川东之水稻杂粮区）"等 7 种农作物不同之地带作实地调查，"先后检查及治疗者计有六七千人"。② 经过三年艰苦细致的工作，调查队明确了钩虫病在全省的"流行区域、传染途径及为害情况而奠定防治扑灭之基础"。③ 但四川省卫生（实验）处"以经费困难，未能大规模实行防治"，令人叹惋。④

第三，同济大学杜公振教授攻克川南麻脚瘟。

麻脚瘟是川南一种特殊的地方病。"此病在川南之历史，无可稽考，据当地人士云：川中久有此病"。由于"病者手足麻木"，"四肢软弱无力"，"当地居民，呼之为麻脚瘟"，"亦名软病或痹病"。"因病时呕吐，腹泻及四肢发麻，故常误为霍乱。"⑤

当时的同济大学迁川后，"校地附近适有此项病症发生"。该校卫生学馆主任杜公振教授，经实地考察后进行的研究表明，该病系银盐中毒。⑥ 那时的中央卫生实验院得报后，"除派员赴该校，会同作更进一步之研讨外，并饬产盐区内各灶户，设法提取盐浊内之银质。如是多年认为无法医治之'时症'，乃得其预防避免之方"。⑦ 杜教授对麻脚瘟这一地方病的攻克，诚为川南民众之福。"麻脚瘟"这一曾经为害甚烈的地方病遂成为一历史名词。

三　警察系统

警察系统与卫生系统是政府内部两个不同的行政主体。杨念群在《再造病人》中指出，"各省和地区卫生实验处的成立，标志着全国的卫

① 《川北钩虫病蔓延甚广》，载《卫生通讯》1941 年 10 月第 8 期。
② 张奎：《四川的钩虫病——省处与齐鲁大学合作研究防治》，载《卫生通讯》1942 年 10 月第 20 期。
③ 同上。
④ 陈志潜：《川省卫生业务》，载《卫生通讯》1944 年 9 月第 41 期。
⑤ 杜公振：《川南之麻脚瘟》，载《卫生通讯》1942 年 7 月第 17 期。
⑥ 同上。
⑦ 同上。

生行政开始分离出警事控制的范围，成为独立运作的网络体系"。① 抗战时期四川覆盖全省的公共卫生机构体系的初步形成，显示出医疗空间与警事控制范围的分离。新成立的卫生行政机构接管了原来由警察系统承担的少量诸如防疫、环境卫生等公共卫生工作。但卫生行政机构推行的公共卫生工作，尤其是环境卫生、疫病防控、妇婴卫生等内容，因与民众日常习惯、社会习俗相悖，常常遭到民众的抵制，而难以推行。作为国家权力机关的警察局，拥有实施行政意愿的强制力量，这正是公共卫生机关需要借助的内容。在服从和服务国家利益的高度，双方必须协作、配合，但受机构"本位主义"的影响，双方的矛盾和冲突也不可避免。抗战时期四川卫生行政机构与警察机构在空间政治上呈现出互相纠结，难以分离的状态，是社会转型过程中衍生的一种历史现象。

以警察系统和卫生系统合作最多的环境卫生工作为例。从当时的成都市来看，1941 年 4 月 29 日，四川省卫生（实验）处主持召开成都防疫委员会会议，会议提出如何取缔不合环境卫生的饮食店提案，决议"由省卫生实验处拟具办法，警宪负执行责任"。② 斯时成都市警察局也设有卫生科，卫生科下设保健股和诊疗股，兼办部分成都市公共卫生业务。③ 四川省卫生（实验）处为"改良市区环境卫生，防止疾病的发生，增进市民的健康为中心工作"④，乃提议成立成都市卫生事务所。但医事行政要从警事部门中分离出来，医事行政机关必须协调与警事部门的关系。四川省卫生（实验）处在与成都市市政府、省会警察局会同组织成都市卫生事务所时并不顺利。通过近两年的努力，经蒋介石亲自过问，并在党政要员贺国光的协调下，成都市卫生事务所方成立起来。成都市卫生事务所所长一职，由潘文华向贺国光推荐原省会警察局卫生科工作人员戴传统担任。⑤ 这正好印证了杨念群所说的，"卫生行政与警察系统的分合关系，

---

① 杨念群：《再造"病人"——中西医冲突下的空间政治》，中国人民大学出版社 2006 年版，第 100 页。

② 《成都防疫委员会三十年度第一次会议》，载《卫生通讯》1941 年 5 月第 3 期。

③ 参见《四川省会警察局办事细则》（1938 年 1 月颁行），成都市档案馆藏档案，全宗号：93，目录号：3，案卷：10。

④ 《成都市卫生事务所筹备成立经过》，载《卫生通讯》1941 年 10 月第 8 期。

⑤ 《潘文华函件》，成都市档案馆馆藏档案，全宗号：38，目录号：5，案卷号：54，第3—5 页。

必须通过国家权力的强制干预予以解决"。① 成都市卫生事务所设立环境
卫生课，掌理成都市"饮水之管理、消毒、改善及下水道之清洁处理"、
"市面清洁之设计管理及实施"、"饮食店铺摊担之管理取缔"、"公私厕所
清洁之设计监督" 等 11 项环境卫生工作。② 在各县，县卫生院借助警察
系统力量推行环境卫生工作，通常采取两种形式：其一，将县卫生院院长
加委为"县警所卫生稽查"。如灌县卫生院年度报告指出，"尚有一事须
特别提到者，即环境卫生之工作，应与县警所密切联络，故呈请县府，加
委该员（指灌县卫生院院长——引者注）为县警所卫生稽查"。③ 其二，
由警员直接执行该项工作。广汉县卫生院"卫生稽查一职，乃由警佐室
巡官兼任，以便借用警佐室之员夫"。④ 万县卫生院虽没有加委警员为卫
生稽查，但"由军警派员管理街道、茶馆、酒店、理发店、旅馆、浴室、
厕所，合并之清洁，并举行全市大扫除，以重卫生而利市民"。⑤

　　在 1941 年四川省首届卫生行政技术会议上，曾就警察系统与卫生院
合作方式进行讨论。涪陵卫生院提"卫生院应有指挥警察之权案"，綦江
卫生院提"拟请省府通令各县拨发警士四名直接受当地卫生机关指挥
案"。⑥ 涪陵卫生院并提出"由卫生院派人兼任警察局职务，即可指挥警
察"；"由卫生院予警察以卫生训练自可指挥" 两项解决办法。⑦ 但四川省
卫生（实验）处并没有就此问题提出明确的意见。卫生行政机关与警察
机关政治空间的分割，出现了严重的地区不平衡现象，受制于双方对各自
权力的理解、争夺与让渡。

---

　　① 杨念群：《再造"病人"——中西医冲突下的空间政治》，中国人民大学出版社 2006 年
版，第 102 页。

　　② 《成都市政府卫生事务所暂行组织规程》，成都市档案馆馆藏档案，全宗号：38，目录
号：5，案卷号：30，第 206 页。

　　③ 陈历荣：《灌县卫生院二十九年度工作报告——创设第一年》，载《卫生通讯》1941 年 3
月第 1 期。

　　④ 王世开：《广汉卫生院半年来工作概况》（民国二十九年九月一日至三十年二月二十八
日），载《卫生通讯》1941 年 8 月第 6 期。

　　⑤ 孙怀骐：《万县卫生院三十年度工作概况》，载《卫生通讯》1942 年 5 月第 15 期。

　　⑥ 省卫生（实验）处：《会议提案》（第一类卫生行政类），载《卫生通讯》（四川全省
卫生行政技术会议专号）1941 年 4 月第 2 期。

　　⑦ 同上。

"推进环境卫生工作所遭遇之困难，较其他卫生工作尤多"。[①] 正面宣传、检查督促、违规处罚是卫生机构所能采取的推进环境卫生工作的方法。但"街头巷尾，茶馆酒肆"，虽到处可见注重环境卫生之标语，但"事实上不过聊为点辍而已"，通常被民众误解为"多余之事"。[②] 检查督促、违规处罚又"干涉民众千百年来之种种生活习俗，故引为误会，而发生纠纷"。[③] 因此，没有警察系统的支持，单凭卫生行政机构推进环境卫生工作很难有所作为。警察系统对卫生行政机构推进环境卫生工作的支持和配合，对四川抗战时期公共卫生事业的发展所起的积极作用，应予肯定。

第三节　国际援助

中国人民的抗日战争是世界反法西斯战争的重要组成部分，打败日本法西斯是盟国共同利益所在，因而得到盟国的援助和支持。从四川公共卫生工作来看，其国际援助主要来自于美、英两国，援助分为资金、器械、药品三种形式。无论资金、器械还是药品，一般援助机构都会与受援机构商定其指定的用途、受益的对象。为顾及国际影响，当时的卫生署制定和发布了相关训令和管理办法，以加强对受援机构的管理。[④] 但受援机构及其工作人员往往为了自身利益，干扰既定援助目标和意义的实现。

---

① 《环境卫生与卫生教育》，载《卫生通讯》（四川全省卫生行政技术会议专号）1942 年 9 月第 19 期。

② 同上。

③ 同上。

④ 相关法规、法令有：《国外赠献卫生器材暂行管理办法》（民国三十一年一月），四川省档案馆馆藏档案，全宗号：民 113，案卷号：13，第 3 页；《卫生署训令：卫生医疗机关分配应用国外捐赠医药器材应行注意事项》，四川省档案馆馆藏档案，全宗号：民 113，案卷号：13，第 22 页；《卫生署训令：以美赠药材不得收费或转修须严密管理一案》，载《卫生通讯》1944 年 8 月第 40 期；《战时国际捐赠财物接收处理办法》（民国三十四年二月十九日行政院公布），四川省档案馆馆藏档案，全宗号：民 113，案卷号：13，第 109 页；《战时国际捐赠财物接收处理办法》（民国三十四年四月十八日行政院修正），四川省档案馆馆藏档案，全宗号：民 113，案卷号：13，第 108 页。

一 美国的援助

抗战时期美国是中国最重要的国际医药援助国。美国援助主要来自于美国罗氏基金会、美国医药助华委员会、美国红十字会三大机构。

第一，美国罗氏基金会。

1947 年，时任四川省卫生（实验）处处长的董秉奇和省参议会曾致函美国罗氏基金会，询问该会在抗战时期对四川卫生工作的补助款项及用途情况。为此，美国罗氏基金会提供了一个详细的清单。清单有关内容摘录如下：

照抄罗氏基金会历年补助费收支报销核准书（译文）

民国三十年（物价高涨倍数：平均 16 倍）

收到法币 21425088 元。

共支：17718674 元。

缴还：3706414 元。

民国三十一年（物价高涨倍数：平均 44 倍）

收到法币 29126869 元。

共支：27795980 元。

缴还：1330889 元。

民国三十二年（物价高涨倍数：平均 131 倍）

收到法币：40500534 元。

共支：40500534 元。

民国三十三年（物价高涨倍数：平均 430 倍）

收到法币 194285680 元。

共支：194285680 元。

民国三十四年（物价高涨倍数：平均 1500 倍）

罗氏基金会购卫生工程用具与显微镜及书籍。美金：254396 元。

旅费生活津贴：法币 66000000 元，合美金 145439 元。

杂支：美金 499835 元。

民国三十年以前仅有美金 3000 元交香港协和药品公司为传染病院购仪器设备，因香港沦陷该公司全部损失，至今未结帐。

（原件系由余会计长成源送处照抄后退还）

民国三十六年九月二十五日记[①]

笔者根据清单内容，将罗氏基金会历年补助数额以表格的形式反映出来，以便对其认识得更加清楚（详见表5—4）。

表5—4　　抗战时期美国罗氏基金会对四川卫生工作资金补助情况[②]　　（单位：元）

年度	对四川省卫生工作补助款项情况		
	总计	实际支用数	退还数
1941 以前	美金 3000	美金 3000	0
1941	法币 21425088	法币 17718674	法币 3706414
1942	法币 29126869	法币 27795980	法币 1330889
1943	法币 40500534	法币 40500534	0
1944	法币 194285680	法币 194285680	0
1945	美金 899670	美金 899670	0

历年补助款项实际支用总计：法币 280300868 元，美金 902670 元。

从表5—4看，罗氏基金会从1941年起，每年均对四川公共卫生事业有一定数额的资金补助。历年补助款项实际支用总计为法币 280300868元，美金 902670元。补助款项开支涉及器材、设备、书籍的印制与购买、卫生工作试验、工作人员生活津贴、旅费及杂支等方方面面。[③]

第二，美国医药助华委员会。

美国医药助华委员会对四川卫生工作援助主要体现在妇婴卫生工作方面。其拨款有1942年、1943年两次。

1942年，当时的卫生署"商请美国医药助华委员会拨助美金五万一千元，专为办理妇婴卫生工作"。年底，卫生署收到"该会汇来美金二万五千五百元，折合国币五十万三千七百零三元七角"。考虑到"为数不多

---

① 《四川省卫生处长董秉奇和省参议会询问美国罗氏基金补助款项的用途经过情形》，四川省档案馆馆藏档案，全宗号：民113，案卷号：58。

② 同上。

③ 同上。

自以集中一处办理较易收效"，当时的卫生署与助华委员会代表商定，"此款应补助四川省卫生处充实成都妇婴卫生事业之用"。① 1943 年，卫生署"再次商请美国医药援华委员会②拨助美金拾伍万元"，"专为办理妇婴卫生，并决定以此款补助本处［指四川省卫生（实验）处——引者注］办理成都市妇婴卫生事业"。③ 当时的四川省卫生（实验）处处长"前次赴渝经与金署长商定，在蓉组设四川省立妇婴保健院，从事医疗，研究，训练各项有关妇婴卫生工作。该院本年所需经临各费，除本年度职员病人食米由钧座（指四川省政府主席——引者注）允拨双市斗贰百石外，即以上项捐款开支，明年由该援华会陆续接济，兹已着手筹备，并拟具组织规程"。④ 四川省卫生（实验）处"计先后领得卫生署拨由中央卫生实验院转汇美国医药援华捐款壹百肆拾万零柒千肆百零柒元肆角壹分（单位为国币——引者注）"，其中四川省卫生（实验）处"支用于建筑院舍暨购置器俱约壹百肆拾万元正"。⑤

美国医药援华委员会两次拨款均指定用于成都市妇婴卫生事业。当时的卫生署与四川省卫生（实验）处原商定用此款成立四川省妇婴保健院。双方拟定《中央卫生实验院协助四川省卫生处办理四川省妇婴保健院办法》。《办法》第三条规定，"保健院经常费由实验院于美国助华会捐款项下拨付，计三十一年度美金五万一千元、三十二年度美金十万元"。⑥

尽管《办法》经当时的四川省政府"提付省务会议通过在案"，且妇婴保健院院舍"建造业已完竣，并于上年（1943 年——引者注）十一月一日正式成立"，但四川省政府"两呈行政院未蒙核准"，致使无法履行《办法》第四条规定的义务，即"省府拨给四十万元"。⑦ 四川

① 《中央卫生院核拨美助华会捐助筹办省妇婴卫生专款经费收支预算》，四川省档案馆馆藏档案，全宗号：民 113，案卷号：176，第 2 页。
② 此处美国医药援华委员会与前面提到的美国医药助华委员会系同一机构。
③ 《四川省立妇婴保健院有关设置筹组情形、组织规程、经费预算》，四川省档案馆馆藏档案，全宗号：民 113，案卷号：174，第 9 页。
④ 同上。
⑤ 《中央卫生院核拨美助华会捐助筹办省妇婴卫生专款经费收支预算》，四川省档案馆馆藏档案，全宗号：民 113，案卷号：176，第 148 页。
⑥ 同上书，第 63—64 页。
⑦ 《四川省卫生处呈妇婴卫生计划办法、会议记录暨办理情形》，四川省档案馆馆藏档案，全宗号：113，案卷号：民 176，第 148 页。

省卫生（实验）处"行见实惠在民之保健事业，功亏一溃"，"为遵从命令，兼顾事实，并答报盟邦捐助盛意"，只得提出折中办法，最后四川省妇婴保健院"奉令不准设置乃由张主席同意改为由地方举办"。①但原规定中"实验院于美国助华会捐款项下拨付"的款项，却是到了位的。

除妇婴保健事业外，当时的四川省公共卫生人才培养工作也得到美国医药援华委员会的资助。当时的四川省公共人员训练所从"三十一年六月起"，得到"美国医药援华委员会之助"。②四川省卫生（实验）处"乃变更计划，与省立医事职业学校合作办理"。③1942年秋，"招收助产护士检验员各一班，共约学生八十人"，"延长训练时间为三年"。④但该委员会资助该项工作款项的具体数额不清楚。

第三，美国红十字会。

美国红十字会援助的主要是"医药材料"。其援助的附带条件为"限用于免费诊疗，一律不得收费或转卖"，其诊疗对象规定为"难民，难童，空袭受伤民众，军士家属遗族，及战争遭受灾害之军民"。⑤当时的卫生署为履行"对外信用"，曾采取发布通告或训令至"各省市及本署所属各卫生医疗机构与其他请拨机关"、"分发中央日报大公报通告周知"等措施，以"通饬遵行"，并监督执行。⑥

四川省卫生（实验）处成立了专门分配委员会负责美国红十字会捐赠药品的分配，以"每收到一批马上拿来分配，并且要作到很快处理"为原则。⑦虽然抗战时期美国红十字会对四川援助的"医药材料"具体数额不清楚，但几乎全省所有公立卫生机构均有配发该会"医药材料"的

---

① 《四川省卫生处呈妇婴卫生计划办法、会议记录暨办理情形》，四川省档案馆馆藏档案，全宗号：113，案卷号：民176，第176页。

② 四川省卫生（实验）处会计室：《本省卫生事业与经费》，载《卫生通讯》1943年5月第27期。

③ 同上。

④ 同上。

⑤ 《卫生署训令》（三十医字第11655号），载《卫生通讯》1941年10月第8期。

⑥ 同上。

⑦ 四川省卫生（实验）处编：《提案》（第二类经费类），载《卫生通讯》（四川省第二届卫生行政技术会议专号）1943年12月第32期。

记录。①

由于接受美国红十字会捐赠的时间长，机构多，药品数额较大，受援存在的问题也较其它援助多。1943 年 1 月，成都市卫生事务所"查获八宝街健宁医社出售美国红十字会捐赠之红色阿斯匹林"，要求成都市政府"勒传该周子厚（健宁医社负责人——引者注）到案究办，以维法纪，而儆后效"。② 当时的省参议院也曾质询省卫生（实验）处，"闻美国捐赠奎宁丸有卫生院竟无一粒者，宁非怪事"，要求省卫生（实验）处"随时派员督查，革除积弊，以宏医疗之实效"。③

二 英国的援助

英国医药援华是 1943 年 8 月国民政府外长宋子文访英的重要成果之一。④ 当时的卫生署在其向英国募得的捐款中，向四川省"拨发国币伍万元"，指定用途"为促进病人恢复健康"，"作为补助病营养费"。⑤ 四川省卫生（实验）处根据四川的具体情况，确定受援各接受单位，并拟定分配预算（详见表5—5）。四川省立传染病院、成都市立医院、成都第一保婴事务所、成都市卫生事务所、资中县卫生院均成为此次英国医药援华的受援机构。为保证援助效果，卫生署制定了《卫生署拨发各医院及卫生院站病人营养补助费办法》，分发各受援机构。⑥

但当时的卫生署接到四川省卫生（实验）处预算呈文后，却认为省卫生（实验）处分配不妥。其理由是原《办法》规定，援助款项"应以促进病人营养，补助免费病人为原则；虽得将该项补助费划出 25％

① 参见四川省档案馆馆藏档案，全宗号：民113，案卷号：66、67、73、76、78、79、80、81—83、106、1013、1034、1042、2580、2581、2585—2593、2600—2602、2608—2612、2614—2621、2623、2996。

② 《为据本年公卫护士林志云签称在八宝街查获偷售美红会捐赠之红色阿斯匹林六十片一案呈请鉴核由》，成都市档案馆馆藏档案，全宗号：38，目录号：5，案卷号：13，第31—32页。

③ 《四川省临时参议会对于四川省卫生工作的审查意见》，四川省档案馆馆藏档案，全宗号：民113，案卷号：44，第160页。

④ 《宋外长访英成就英国医药援华》，载《新新新闻》1943年8月12日第2版。

⑤ 《英国捐助病人营养补助费分配情形、补助办法；成都市卫生事务所、省立传染病医院、成都市医院、成都第一保婴事务所、资中县卫生院呈报营养补助费分配预算收支表》，四川省档案馆馆藏档案，全宗号：民113，案卷号：131，第1—5页。

⑥ 同上。

作为其他用途，但亦应限于购置病房所需之用"。① 成都市卫生事务所
10000 元专作办理本市生命统计及调查死亡原因与营养等项殊有未合；
省立传染病院以 9000 元作为补助病房添置之用亦与规定比例不符，要
求省卫生（实验）处"均应更正，仰即遵照规定办法另拟分配预算，
并补具领款收据及详细情形，呈署备查为要"。② 更改后的各单位受援
款项分配预算分为营养食品费、营养药物费、医药住院费三大项，从
而保证援助款项真正用到病人身上，给病人带来实实在在的福利（详见
表 5—5）。③

表 5—5　　四川省卫生（实验）处上报卫生署病人营养补助费分配预算④

受援机构名称	援助数目（元）	款项拟使用情况	备注
成都市卫生事务所	10000	专作办理本市生命统计及调查死亡原因与营养等项	扣除汇水 147.7 元，尚余 852.3 元
省立传染病院	21000	12000 作为该院贫苦病人医药补助，以 9000 元作为该院购置病房所需器物及补助病房消耗	
成都市立医院	6000	补助该院贫苦病人营养食品	
成都第一保婴事务所	6000	补助该所贫苦孕妇婴儿营养食品	
资中县卫生院	6000	补助该院贫苦病人医药营养	

　　① 《卫生署指令》（据呈复奉到发给病人营养费分配情形应予更正仰即遵照等由）（民国三十二年十月），四川省档案馆藏档案，全宗号：113，案卷号：131，第 8 页。
　　② 同上。
　　③ 《英国捐助病人营养补助费分配情形、补助办法；成都市卫生事务所、省立传染病医院、成都市医院、成都第一保婴事务所、资中县卫生院呈报营养补助费分配预算收支表》，四川省档案馆藏档案，全宗号：113，案卷号：131，第 48—90 页。
　　④ 同上书，第 1—5 页。

第六章

抗战时期四川公共卫生建设评说

　　抗战时期在四川开展的公共卫生建设对四川民众和政府来说都是一项史无前例的开创性工作。它是各级政府适应抗日战争需要，保障"民族复兴根据地"的社会安定而不得不开展的一项安民、保民、惠民工程。在短时期内，四川各级公共卫生机构从无到有、从少到多建立起来。经过抗战时期的发展，四川从战前公共卫生事业落后省份一跃而成为全国公共卫生事业大省。同时，从较长时段的历史眼光来看，四川公共卫生事业体现了中国医药救济事业从传统"慈善、施恩、道义型"向现代"政府责任、公民权利型"转变的现代化过程，具有明显的现代性特征。但受各种客观历史条件的限制，其呈现出明显的战时性、应急性、浮浅性特点，导致公共卫生实施效果远远达不到政策制定时的预期。

第一节　抗战时期四川公共卫生建设面临的困难

　　抗战时期四川公共卫生事业是战争催生出的一项新鲜事物，被时人认为患上"先天不足，后天失调"[①] 的毛病，其面临的困难来自于财力、人力、物力、观念、制度等多个方面。由于受多种客观历史条件的制约，四川公共卫生事业经过一段时间的跳跃性发展后，到抗日战争后期，事实上正如当时的四川省卫生（实验）处处长陈志潜所指出的，"今日国内公共卫生"已陷入"进退为难的境地"。[②]

---

　　① 陈万里：《县卫生院往何处去》，载《社会卫生》（创刊号）1944 年 6 月第 1 卷第 1 期。
　　② 陈志潜：《印度的公共卫生》，载《卫生通讯》1944 年 7 月第 39 期。

一　经费短绌

"经费乃事业之母。"[①] 经费短绌是制约抗战时期四川公共卫生事业发展的最大障碍。四川省卫生（实验）处在评议抗战时期卫生经费时指出，"由于组织发展过速，一切条件均未能作适当之配合，尤以经费一端，更常感捉襟现肘之苦。经费为发展事业之源泉，卫生事业，更非有大量之经费，不能收理想之效果，唯以川省为配合战时需要，百政待举，各部均需费浩繁。对卫生经费，亦只能为紧缩之支出"。[②] 在四川省卫生行政技术会议上，各公共卫生机关提出的最大的困难"大半都是感到经费缺乏问题"。[③] 当时的四川省历年卫生经费绝对数虽然在增加，但占全省岁出总数的比率，却在1940年略有上升后呈下降趋势（详见表6—1）。从历年省卫生经费的变化情况看，1945年、1940年、1942年这三年省卫生经费

表6—1　　　**抗战时期四川历年卫生经费及其占全省岁出的比率**　　　（单位：元）[④]

年　度	省卫生经费	全省总支出数	百分比
1939 年	287600	64450717	0.44
1940 年	663372	95743373	0.69
1941 年	1079667	190172942	0.56
1942 年	2159493	407524675	0.52
1943 年	2370687	592577150	0.4
1944 年	3061706	—	0.35
1945 年	8539637	—	0.4

---

① 《东郊重伤医院敬呈省卫生处》，四川省档案馆馆藏档案，全宗号：民113，案卷号：219，第169页。

② 陈志潜：《川省卫生业务》，载《卫生通讯》1944年9月第41期。

③ 四川省卫生（实验）处编：《提案》（第二类经费类），载《卫生通讯》（四川省第二届卫生行政技术会议专号）1943年12月第32期。

④ 1939年至1943年省卫生经费、全省总支出数及百分比，数据均来源于四川省卫生（实验）处会计室：《本省卫生事业与经费》，载《卫生通讯》1943年5月第27期；1944年、1945年两年省卫生经费及百分比，数据来源于《四川卫生处工作报告》（民国三十五年一至八月），四川省档案馆馆藏档案，全宗号：民113，案卷号：158，第117页。

的增长比率最高，分别为 178.9%、131%、100%，而 1943 年、1944 年增加最少，只有 9.8%、29.1%（详见表 6—2）。

表 6—2　　　　　　**抗战时期四川历年卫生经费增加比率**　　　　（单位：元）①

年　　度	省卫生经费	较上年度增加数目	较上年度增加百分比
1939 年	287600		
1940 年	663372	375772	131
1941 年	1079667	416295	62.8
1942 年	2159493	1079826	100
1943 年	2370687	211194	9.8
1944 年	3061706	691019	29.1
1945 年	8539637	5477931	178.9

"卫生经费，中央曾经规定按省预算百分之五列支"②，但四川历年卫生经费占省预算均不足百分之一。因此，省卫生经费能够按总岁出 5% 列支，一直是抗战时期四川省卫生（实验）处争取的目标。省卫生（实验）处多次向省政府提交报告要求增加卫生经费。直至抗日战争结束，陈志潜尚致函参议院议员陈紫兴，说明四川省卫生（实验）处"兹为顾及省府伪造单位分配预算，列数过少，无济事功"，"欣值贵会开幕在即"，希望"为今后本省卫生建设前途计"，代为提案"所需经费应照中央规定省预算岁出百分之五核列"。③ 陈志潜并附提案稿一份。

1941 年后，四川省实行财政制度改革，省县经费分开，县卫生经费开始列入县预算。笔者列出各市县卫生经费岁出总数及与上年度增加比率情况（详见表 6—3）。

①　1939 年至 1943 年省卫生经费数据来源于四川省卫生（实验）处会计室：《本省卫生事业与经费》，载《卫生通讯》1943 年 5 月第 27 期；1944 年、1945 年两年省卫生经费数据来源于《四川卫生处工作报告》（三十五年一至八月），四川省档案馆馆藏档案，全宗号：民 113，案卷号：158，第 117 页。

②　《为本省卫生建设经费应照省总预算百分之五核列函请领衔提案由》（民国三十五年六月十一日），四川省档案馆馆藏档案，全宗号：民 113，案卷号：45，第 64—65 页。

③　同上。

表6—3　　　　抗战时期四川各市县卫生经费历年增加比率　　　（单位：元）①

年度	各市县卫生经费	比较上年度增加数	比较上年度增加百分比
1940 年	781972		
1941 年	2676859	1894887	242.3
1942 年	5870766	3193907	119.3
1943 年	11200762	5329996	90.8
1944 年	19563370	8362608	74.7
1945 年	87300101	67736731	346.2

省、市县卫生经费虽逐年有所增加，但增加的比例远远赶不上同时期物价的增长比率，有限的增加往往因物价上涨而抵消。"自抗战以来，物价高涨，平均每7个月物价可以上涨一倍。"②物价上涨成为抗战时期最影响四川公共卫生工作的因素之一。物价飞涨，各公立卫生机构均面临严重的经费短缺问题。以防疫为例，1940年5月以前，各县所需疫苗完全由四川省卫生（实验）处配发，免费领取。1940年5月后，"疫苗价格忽高涨数倍，本处〔四川省卫生（实验）——引者注〕为预算所限无法按原案办理"，规定"除在特殊情形之下仍由本处设法供给外，各县卫生院所如需用疫苗时，可呈请县府，拨用防疫费，直接向位于成都外南华西大学事务所后楼的西北防疫处成都制造所购买"。③而卫生院的经费也极其有限。药械的高涨不仅受抗战时期物价上涨的影响，也受战事的影响。因为抗战时期四川省公立卫生机构有相当一部分药品来自香港。"太平洋战事爆发后市面药价狂涨不已"。④药械的上涨更加剧了卫生经费不足的矛

①　1940年至1943年各市县卫生经费数据来源于当时的四川省卫生（实验）处会计室《本省卫生事业与经费》，载《卫生通讯》1943年5月第27期；1944年、1945年各市县卫生经费数据来源于《四川卫生处工作报告》（民国三十五年一至八月），四川省档案馆馆藏档案，全宗号：民113，案卷号：158，第117页。

②　四川省档案馆编：《四川省抗日战争时期各类情况统计》，西南交通大学出版社2005年版，第75页。

③　四川省卫生（实验）处：《小消息》，载《卫生通讯》1941年5月第3期。

④　《四川省卫生处签条》，四川省档案馆馆藏档案，全宗号：民113，案卷号：265，第27页。

盾。四川省临时参议会在审查 1943 年下半年省政府工作计划（卫生部分）时指出，"甲种卫生院月支经费六〇四二元，乙种四六三〇元，丁种二二一四元，以目前物价而论，恐人员生活亦无法维持，何以推进业务？何以购置药物？"① 广汉县卫生院也痛陈，"抗战迄今，转瞬四年，后方物价狂涨至十倍以上，以原有之预算，应付目前一切，令人不寒而栗。年来增购一个痰盂一双扫帚，均须加以考虑，经济束缚如此，如何敢放手做事"。② 卫生经费的短缺，使各项公共卫生工作的质与量均无法保障，还造成"各县卫生院多虚报名额，盗卖药品，成为行政上之赘疣"③，严重的阻滞了抗战时期四川公共卫生事业的发展。

二　人才缺乏

正如当时的省卫生（实验）处回复省参议院对卫生工作的质询所指出的，"卫生组织需要高级技术人员，进展速度，完全以人才为基础"。④ 抗战时期四川公共卫生事业跨越发展，合格人才的供应量与需求量之间存在着巨大的缺口。一方面公立卫生机构经费短绌，人员待遇菲薄，"技术人员因生活的关系，不愿在政府服务"，⑤ 从而"优良人才，不易罗致"。⑥ 另一方面"……中央政府，一再命令短期内完成新县制组织"，导致"卫生院增加速度，不能按方法管制"，使公立卫生机构需要的工作人员数量大幅增加。⑦ 尽管政府"不仅征求而且用征调办法"来扩大公立卫生机构的用人来源，但"合格人员太少……无论征求征调，均未能有显

---

① 《四川省临时参议院审查四川省政府三十二年六月至十一月施政报告案》，四川省档案馆馆藏档案，全宗号：民 113，案卷号：44。

② 王世开：《广汉卫生院半年来工作概况》（民国二十九年九月一日至三十年二月二十八日），载《卫生通讯》1941 年 8 月第 6 期。

③ 《四川省临时参议院审查四川省政府三十二年六月至十一月施政报告案》，四川省档案馆馆藏档案，全宗号：民 113，案卷号：44，第 149 页。

④ 《四川省卫生处回复四川省临时参议院》，四川省档案馆馆藏档案，全宗号：民 113，案卷号：44，第 127 页。

⑤ 同上。

⑥ 《四川省临时参议会第二届第二次大会决议对于本府三十三年度工作计划卫生部份审查意见办理情形》，四川省档案馆馆藏档案，全宗号：民 113，案卷号：44，第 160 页。

⑦ 《四川省卫生处回复四川省临时参议院》，四川省档案馆馆藏档案，全宗号：民 113，案卷号：44，第 127 页。

著之成绩"。① 物价高涨，医务人员食不裹腹，加剧了人才问题解决的难度。以成都市为例，1937 年年底，一户寻常的四口之家只需要国币 24 元，即可维持一月生活。但到 1945 年年底，却需要国币 51086 元，比 1937 年年底增加了 2128 倍（详见表 6—4）。

表6—4　　　　　　　　抗战时期成都市家庭生活费指数

时　　期	指数	生活费（元）	比上年增长比率（％）
1937 年 12 月	95	24	
1938 年 12 月	110	28	16.7
1939 年 12 月	231	59	110.7
1940 年 12 月	949	242	310.17
1941 年 12 月	2351	601	148.35
1942 年 12 月	5303	1355	125.46
1943 年 12 月	20475	5231	286.05
1944 年 12 月	75917	19397	270.81
1945 年 12 月	199944	51086	163.37

表中原注："以二十六年一月至六月平均为基期；表中家庭生活费以中等成年 4 口之家计算，物品种类以节约为选择之标准，计包括米 7 市斗，面粉 14 市斤，猪肉 16 市斤，菜油 8 市斤，盐 3 市斤，柴 260 市斤，土蓝布 13 市尺，房租及杂用估计为前 7 项总消费值的 30％。"参见四川省档案馆编《四川省抗日战争时期各类情况统计》，西南交通大学出版社 2005 年版，第 81—82 页。

人才缺乏以各县卫生院和边区医疗队最为严重，当时的四川省卫生（实验）处处长陈志潜对"医学院毕业学生多不愿到卫生院工作，只愿自己开业，因之卫生院的人员无正当来源，现在人员全凭私人感情拉凑"② 这一现象深感无奈。各县卫生院和边区医疗队关于人才缺乏的反映比比皆是，下面略录几条：

生活程度已增高到六十倍以上，而公务人员薪给增加有限，固然

① 《四川省卫生处回复四川省临时参议院》，四川省档案馆藏档案，全宗号：民 113，案卷号：44，第 128 页。

② 陈志潜：《四月二十八日纪念周陈处长报告》，载《卫生通讯》1941 年 5 月第 3 期。

国难严重枵腹从公，不应言苦。但是待遇不平等，怎叫我们不灰心呢？我们邻居中央机关的一个录事的收入，还要超过我们许多。加之在这个开业医生简直是发国难财的现在，卫生院有甚么法子找人呢？找人实在不易呀！①

　　本院经费拙于预算，对于工作人员之报酬有限，人员不易觅得，复因为编制所限人员过少，以崇庆全县幅员之大，又岂区区十数人员所能完其任务，此又本院办理困难之原因也。②

　　医务人才多不愿作公务员，所以应提高待遇。近来技术人员缺乏，不易招致，因开业医师收获甚丰，政府机关待遇甚微，多不愿就，所以各处均感医护人才缺乏，也是不能推广卫生工作的大原因。本队（指边区医疗队——引者注）在省时，已费尽力量，才将人员凑足。现在生活又增，都有不能养廉之感。若不提高待遇，必难长久维系，遣去工作努力，这是我最终的一点感想，希望上峰能顾虑及此，使人员生活安定，才能维持下去。③

　　当时的县卫生院与边区医疗队情况如此，就连当时位于成都市的四川省卫生（实验）处直属机关——成都市保婴事务所也存在着缺人问题，事务所工作人员对待遇低微、生活不安定，以及事业前途深感担忧和迷茫。

　　一个医师如能自己开业，其每日所得的报酬，较之在政府机关服务，不知要高出若干倍，因之一般医师多愿自己开业而不愿在政府服务。加之生活高涨，每月所得薪津只能供一个人吃饭之费，更不用说赡家养口，于是医师更多裹足不前。三个保婴事务所的工作人员，程美玉、叶式钦二位医师，均是由中央派来的人员，其薪津均由中央补

---

①　汤泽民：《忠县卫生工作杂感》，载《卫生通讯》1942 年 7 月第 17 期。

②　《崇庆县各级卫生机关调查表》（民国三十三年六月三十日填），四川省档案馆馆藏档案，全宗号：民 113，案卷号：123。

③　周植：《我在南川半年来的工作经验和感想》，载《卫生通讯》1942 年 2 月第 12 期。

助，其他助理工作人员，都与所长有工作历史关系，才能牺牲一切，来作这项工作。他们之所以能忍苦作这项工作，也有他们的目的。他们认为保婴是国家的紧要事业，在抗战胜利之后，国家一定会有整个保婴政策，在将来，这种事业一定会发扬光大的。这是她们忍苦耐劳从事于这种工作的目的。假如生活再不安定，或再形高涨，甚至所得薪津，连个人也吃不饱饭，则再有伟大的工作目的，也似乎不能维系工作人员再忍苦耐劳了。①

"卫生技术人员，根本不够需要"②，使公立卫生机构用人存在着参议院所说的"鱼目混珠情形"③，导致公共卫生工作得不到人才保障，影响工作质量。同时，用征调、征求、自行训练等办法召募来的医师，也因生活无法维持，"不安心工作"，或"工作近于敷衍"，有的甚至做出违法乱纪的事情。抗战时期各县民众控告县卫生院长及工作人员的案件涉及四川40余县市，罪名最多的为贪污、盗卖药品。④此种现象严重的损害了抗战时期四川公共卫生事业的健康发展。

三　观念滞后

面向大众的公共卫生事业，需要得到大众的理解、支持，才能推进和发展。而对这一事业，最易为民众和社会接受的部分为医药治疗部分。其他诸如防疫、环境卫生、妇婴卫生等因与民众日常习惯、社会习俗相悖，为一般民众、士绅，甚至地方行政权力的掌握者所抗拒、阻挠或反对，成为不利于公共卫生事业健康发展的负面因素。陈历荣在灌县卫生院工作总结中的陈述较典型的反映了这一事实。他指出：

　　而最牵制工作推动者，厥为工作之协助。因一般对卫生之观念既

①　《成都市的三个保婴事务所》，载《卫生通讯》1941年8月第6期。
②　《四川省临时参议会第二届第二次大会决议对于本府三十三年度工作计划卫生部份审查意见办理情形》，四川省档案馆馆藏档案，全宗号：民113，案号：44，第159页。
③　《四川省卫生处回复四川省临时参议院》，四川省档案馆馆藏档案，全宗号：民113，案卷号：44，第127页。
④　参见四川省档案馆馆藏档案，全宗号：民113，案卷号：448、450、451、1798、1799、1812、1817、1801。

浅，虽劝说首肯。然而其见诸事实，倾力以助者，常有限量，以环境
卫生，学校卫生等方面工作为尤甚，实有待于卫生观念之养成，与卫
生兴趣之提高。一年以来地方人士，虽渐改变其旧日思想，亦知卫生
院工作范围至广，预防较治疗为重，然大多数只知看病与接生，而认
为取价低廉之普及事业。至今常呼为卫生医院，可见其所知者，仅医
疗部分之业务耳；至今仍与救济院并论，可见其所知者，仅新式之慈
善事业耳。[1]

如果说以上描述尚带有明显的"个人感观感受"的印迹，那么当时
的四川省卫生（实验）处技术室技正侯子明的问卷调查就更让人信服。
问卷的问题有两个，即对"县卫生院之设置"与"对卫生院工作"之态
度，每一个问题均有三种可选择答案。被调查的对象，分为四类，分别
为：县长及科秘、士绅、保长、人民[2]，每类调查对象均在 200 人以上。
其调查明确地揭示出社会不同人群卫生观念的差异与共同性（详见表 6—
5 所示）。

表 6—5　　　　　　　　侯子明关于民众卫生观念调查[3]　　　　（单位：人）

项　　目		县长及科秘	士绅	保长	人民
县卫生院之设置	必须设置	63	52	128	182
	可有可无	131	129	72	18
	不欲设置	6	19	2	0
对卫生院之工作	鼎力协助	37	60	22	0
	顺其自然	159	92	170	190
	毁谤阻挠	4	88	8	10

为便于更清晰的理解调查结果，笔者将表中的人数换成该项被调查人

---

[1] 陈历荣：《灌县卫生院二十九年度工作报告——创设第一年》，载《卫生通讯》1941 年 3
月第 1 期。

[2] 指智识低下的普通老百姓。

[3] 侯子明：《再论如何解决现阶段中县地方卫生事业之严重问题》，载《卫生通讯》1944
年 3 月第 35 期。

数占该项被调查人群总数的百分比（详见表6—6）。

表6—6　　　　　　对侯子明关于民众卫生观念调查的分析

项　目		县长及科秘（%）	士绅（%）	保长（%）	人民（%）
县卫生院之设置	必须设置	31.5	26	63.4	91
	可有可无	65.5	64.5	35.7	9
	不欲设置	3	9.5	0.9	0
对卫生院之工作	鼎力协助	18.5	25	11	0
	顺其自然	79.5	38.3	85	95
	毁谤阻挠	2	36.7	4	5

在四类被调查对象中，县长及科秘是"一般县地方有力人士"，（县行政权力掌握者——引者注）是对县卫生院的发展最能施加实际影响的群体，所谓"今日是项事业之财权，实操于此"。① 因此，笔者拟重点分析该群体的态度。但此类人群"对县卫生组织之观念，以'可有可无'及'顺其自然'二者为最多"，分别占被调查比率的65.5%、79.5%。这一调查结果与各县卫生院的实际反映情况相吻合。举例如下：

第一，梓潼县卫生院的工作报告。

1940年，舒廷伦奉命到梓潼筹备县卫生院。到达梓潼后，该县张县长先"懒惰商洽筹备卫生院事宜"，后虽以"上峰命令，不敢违背，然每以县小民穷，不能担负卫生院经费为论"，最后"多方接洽，均无结果，请领经费也不可能"，卫生院同人"乃备尝艰苦"。②

第二，邵动谈丰都县卫生院工作。

"民国二十九年七月，我奉派到丰都办理卫生所事务并筹划改办卫生院工作。满怀希望，矢志东来，八月到丰。初以为只要多方接洽，便可得到县政府及地方人士的协助，顺利推行。那时适碰着新旧县长交替，对卫生院筹备事，无暇顾及……在万难中，卒经卫生院筹备成立，当展开工作

---

① 侯子明：《再论如何解决现阶段中县地方卫生事业之严重问题》，载《卫生通讯》1944年3月第35期。

② 舒廷伦：《梓潼县卫生院三十年上半年工作报告》，载《卫生通讯》1942年1月第11期。

之时，始为一批人士不相信，进而为医界人士所不齿，咸抱其自生自灭态度"。①

第三，王世开记广汉卫生院工作概况。

"而卫生院之工作，除医疗一项，本身可以负责解决外，其他工作无一不需外力协助方能贯彻，综计半年来求人协助等事，十有九件无结果。兼以广汉社会情形复杂，半年之间，两次事变，三易县长，一般人头脑中充满治安兵役粮食等问题，与之谈及卫生如何重要，所收获者莞尔一笑而已。此种情景，想各地皆俱同感"。②

当时的资阳县卫生院在省卫生行政技术会议上，提出议案——"各县县长对于卫生事业热心提倡者固不乏人，然漠视卫生事业者亦不少，拟请根据实际情形规定奖惩办法，藉昭激励而儆效尤"。③ 此提案间接反映了县卫生院与县长之间的不睦关系，当时的县卫生院院长希望能借省卫生（实验）处的力量对县长有所牵制。会议决议"呈请省府以卫生工作列入县长考成，成绩好者，分别等级，由省府指令嘉奖或由卫生署颁发奖状"。④ 会后，四川省卫生（实验）处就此问题呈文四川省政府，针对"县政府对于卫生工作，尚多不知注意，甚至视卫生院等于救济院，对于应由县府协办之重要卫生业务，如建筑厕所，成立公立医院等工作，多以无钱二字了之，其敷衍塞责大都如此"等现象，"希望省府严加督促，务使每一卫生政令，能贯彻实行"，同时建议"以执行卫生政令情形，列入县长考成之一"。⑤ 但事实上，此举与县长职位的升迁并无立竿见影的直接联系，因此并没有多大实际功效。

士绅群体因"程度不齐，而信仰亦异，其对卫生事业之态度，亦不一致，故有的对是项事业倍极爱护，亦有的多加阻挠"。但调查显示，士

① 邵动：《丰都县半年来卫生工作之检讨》，载《卫生通讯》1942 年 2 月第 12 期。

② 王世开：《广汉卫生院半年来工作概况》（民国二十九年九月一日至三十年二月二十八日），载《卫生通讯》1941 年 8 月第 6 期。

③ 四川省卫生（实验）处编：《会议提案》（第八类其他），载《卫生通讯》（四川全省卫生行政技术会议专号）1941 年 4 月第 2 期。

④ 同上。

⑤ 《省卫生处就四川省第二届卫生行政技术会议讨论如何推进卫生业务问题中的共通意见呈文省政府》（民国三十三年十月四日），四川省档案馆藏档案，全宗号：民 113，案卷号：158，第 148—150 页。

绅群体认同"县卫生院可有可无"、"对卫生院工作顺其自然者"的比例仍然最高，分别占 64.5%、38.3%。① 保长群体虽然认为"县卫生院必须设置"者占 63.4%，但对"卫生院工作顺其自然"者占 85%，显示出其对卫生院发挥不了较大的建设性作用。② 至于"人民"群体，侯子明认为其"因知识较浅，对保健事业未肯接受，对医药则希望甚切"，即其对卫生院福利性质的医药治疗持欢迎态度，但对涉及其惯常习俗的预防、保健等卫生工作则并不配合。

社会各群体对公共卫生事业的认识及态度制约着该项事业发展的现实状况和"短时未来"的可能程度。作为一项战争"催生"的社会事业，其在观念上的社会"超前性"不可避免，而这也注定了其发展历程布满荆棘，且阻力重重。

四　卫生行政体制欠完善

作为一项新兴的事业，国家公共卫生事业的管理体制从当时的中央到省、县都在探索和发展之中。1944 年，金宝善以 1928 年 11 月 1 日卫生部成立为界，将近代以来的卫生行政历史划分为两个阶段。从清同治十二年（1873）办理海港检疫为开端，至 1928 年为第一个阶段。从 1928 年至作者所称的"最近"③ 为第二个阶段，也就是作者所谓的"我国卫生行政的生长期"。④ 1931 年 4 月，成立不到三年的卫生部奉国民政府行政院令裁撤，另于内政部内设卫生署掌理全国医政。⑤ 1936 年 12 月卫生署又奉令改隶行政院，1938 年 1 月卫生署复奉令仍隶属于内政部⑥，但 1940 年 4 月公布之卫生署组织法规定卫生署仍直隶行政院。⑦ 最高卫生行政机关隶

---

① 侯子明：《再论如何解决现阶段中县地方卫生事业之严重问题》，载《卫生通讯》1944 年 3 月第 35 期。

② 同上。

③ 指抗战时期。

④ 金宝善：《我国卫生行政的回顾与前瞻》，载《社会卫生》1944 年 9 月第 1 卷第 3 期。

⑤ 同上。

⑥ 参见《内政部卫生署组织条例》（民国二十七年二月十一日公布），成都市档案馆藏档案，全宗号：38，目录号：5，案卷号：15。

⑦ 参见《卫生署组织法》（民国二十九年年四月十七日公布），四川省档案馆藏档案，全宗号：民 113，案卷号：22，第 54 页。

属关系的频繁变动正是国家医疗卫生事业发展不够稳定的表征之一。要解决这一问题，金宝善认为要"早日制定一个卫生行政的基本法，在这个法里……所有卫生行政的系统，政府的卫生设施，人民的卫生权利义务，都加以具体的规定，以为实施的准绳"。①

从当时各省的情况来看，医政管理机关也极不一致。依 1931 年 3 月国民政府公布之《修正省政府组织法》第十条第四项之规定，当时的民政厅系各省卫生行政事项主管机关。② 但为促进卫生事业发展，国民政府于 1928 年 12 月公布了《全国卫生行政系统大纲》，其第二条规定，"各省设卫生处隶属于民政厅兼受卫生部之直接指挥监督"。③ 1940 年 6 月，国民政府又颁布了《省卫生处组织大纲》，其第一条规定，"省设卫生处隶属于省政府掌理全省卫生事务"。④ 所以抗战时期各省行政主管机关，或由民政厅设科管理，或另设卫生处或卫生实验处主持。但各省卫生处或卫生实验处在隶属上也有分歧，有的省隶属于民政厅，有的省又直隶于省政府。⑤ 陈万里⑥撰《谈医政（一）》一文，专论"省卫生处的隶属"问题。作者列举六条理由，认为"至少在十年以内，省卫生处还是以隶属民政厅为宜"。⑦

当时的县的情况与省类似。按照县政府组织法规，民政科为各县医政管理机关，但 1940 年 5 月行政院公布的《县各级卫生组织大纲》第四条规定，"县设卫生院隶属于县政府，兼受省卫生处之指导，办理全县卫生行政及技术事宜"。⑧ 这种互相抵触的状况给县级卫生工作的开展带来了严重弊端，引起了医政界与医学界的广泛关注。

---

① 金宝善：《我国卫生行政的回顾与前瞻》，载《社会卫生》1944 年 9 月第 1 卷第 3 期。
② 立法院编译处编：《中华民国法规汇编》（第一册），中华书局 1934 年版，第 143 页。
③ 立法院编：《国民政府现行法规》（第二集），第十四类卫生，商务印书馆 1930 年版，第 1 页。
④ 曾宪章编：《卫生法规》，大东书局 1947 年版，第 156 页。
⑤ 参见当时的内政部编印的《战时内务行政应用统计专刊第五种——卫生统计》，1938 年，第 7—9 页；《三十五年度各省市县卫生行政机关统计》，中国历史第二档案馆馆藏档案，全宗号：372，案卷号：26。
⑥ 时任卫生署简任视察。参见《卫生署三十三年推行公共卫生与公医制度实施办法》，四川省档案馆馆藏档案，全宗号：民 113，案卷号：16，第 3—6 页。
⑦ 陈万里：《县卫生院往何处去》，载《社会卫生》（创刊号）1944 年 6 月第 1 卷第 1 期。
⑧ 曾宪章编：《卫生法规》，大东书局 1947 年版，第 157 页。

时任四川省卫生（实验）处技正的侯子明在《再论如何解决现阶段中县地方卫生事业之严重问题》对这一问题的弊端作出深入的论证。作者写道：

凡一种行政事业之确立，必先使之纳入系统之中，始能有行政上之立场与力量，又实施一种政令之时，须由该项事业之专门技术人员去负责主持。始能举措适当，发生确效。我国现行的县地方卫生行政机构，系县政府的附属机关之一，与以往的县立医院一样，在行政立场上，没有一点地位，而县卫生院本身，纯为技术机关，又没有一点实际力量，强使之担任全县卫生行政，真有难言之苦衷，即算县政府及警察局肯予之协助，亦多无法配合洽当，未有效力。且县府警局之中，向无是项专门人员之设置，因无专门技术人员之主持，即不能发生实际之力量，且县中的卫生政令，向由民政科主管，恒因科长事务繁忙的关系，多由科员去负责任。吾人知道，一个普通行政人员，对一种专门技术事业之观察，多与专门技术人员不同，恒因此发生差误，而失时机，更因措置之不适当，常与卫生机关发生人事上的问题，因而发生两种常见之现象。

（1）技术人员不屈不挠抱恨去职。

（2）技术人员为适应环境对工作敷衍。

第一种现象，失掉了优良技术人员，致事业停顿；第二种现象，摧毁技术人员服务精神，而使事业失其功效，且易使愚庸分子，滥竽从事。以上二种现象，为县地方卫生事业之致命打击，急宜设法改正、以维民众健康，而保抗战力量……①

对于这一问题的解决，学者们提出了多种方案。陈万里在《县卫生院往何处去》一文中痛切地指出，"县卫生院性质的含混"，以及技术与行政不分带来的恶果是"势必技术行政两方面，都会弄得走投无

---

① 侯子明：《再论如何解决现阶段中县地方卫生事业之严重问题》，载《卫生通讯》1944年3月第35期。

路"，"我个人以为第一的变更，就是要把行政与技术截然分开"。① 作者建议"二等的县政府里设置卫生科，二等以下的县卫生行政，由警察局或警佐室办理"，而县卫生院专管技术工作。② 黄良骏在《读"县卫生院往何处去"以后》一文中，赞同陈万里把县卫生工作中的技术与行政分开的观点，但认为："因为卫生行政本身，也带有技术的成分，为了使一切设施更合理，更有效起见，我们赞成仍由县立医院院长，名义上兼理卫生科的事情，而由县政府去执行。"③ 侯子明则建议："改革现行制度实行合署办公……凡县政府内之有关卫生政令，可完全责成卫生院长办理，使行政与技术连系周密，人事上之磨擦亦自减少，而可致全力于事业方面"。④

当时，实际从事四川各县公共卫生事业的工作人员更是深受其苦。在两次四川省卫生行政技术会议上，这一尖锐矛盾被多个县卫生院提出，希望省卫生（实验）处能给予解决。1941 年 3 月召开的首届四川省卫生行政技术会议上，璧山卫生院提"县卫生行政系统应请省府重行制定案"、简阳卫生院提"授与县卫生院所行政权力俾利推动工作案"，与此问题相关。⑤ 由于矛盾没有解决，在 1943 年年底至 1944 年年初召开的第二届卫生行政技术会议上，同样的问题又被提了出来。新津卫生院的"拟请省政府明令各县政府勿庸以民政科为卫生事业主管科案"、⑥ 忠县卫生院的"县长兼卫生院院长原任县卫生院院长应委充为副院长一案"、⑦ 南充卫生院的"拟请提高卫生院行政地位案"、广安卫生院的

---

① 陈万里：《县卫生院往何处去》，载《社会卫生》（创刊号）1944 年 6 月第 1 卷第 1 期。
② 同上。
③ 黄良骏：《读"县卫生院往何处去"以后》，载《社会卫生》1945 年 2 月第 1 卷第 4、5 期合刊。
④ 侯子明：《再论如何解决现阶段中县地方卫生事业之严重问题》，载《卫生通讯》1944 年 3 月第 35 期。
⑤ 四川省卫生（实验）处编：《会议提案》（第四类培植人才类），载《卫生通讯》（四川全省卫生行政技术会议专号）1941 年 4 月第 2 期。
⑥ 四川省卫生（实验）处编：《提案》（第二类经费类），载《卫生通讯》（四川省第二届卫生行政技术会议专号）1943 年 12 月第 32 期。
⑦ 《四川忠县卫生院参加第二届卫生技术行政会议提案》，四川省档案馆馆藏档案，全宗号：民 113，案卷号：158，第 75 页。

"拟请确定卫生院行政职权案"① 等九个提案再次呼吁解决县卫生院行政地位和职权问题。有鉴于此，当时的四川省卫生（实验）处商请民政厅同意，由省政府发了一个文件，训令各市县政府，规定"嗣后领办有关卫生部份公文应由卫生院长会章"。② 但问题仍然没有得到根本的解决。其原文如下：

　　四川省政府训令（民厅主稿）③
　　令各市县政府
　　　各设治局
　　　北碚管理局
　　事：嗣后领办有关卫生部份公文应由卫生院长会章仰遵照由
　　民政厅案呈准卫生处公函，为本省第二届技卫行政会议决议，关于本省各县府发布有关卫生部份公文，应由卫生院同会章，而请函照一案，转请核示前来，查所拟办法尚属可行，兹特规定各县市（局）政府，嗣后拟办有关卫生行政部份公文，应由卫生院长会章，除分令外，合行抄发原函，令仰遵照，并转饬遵照，此令。
　　抄发原函件

　　　　　　　　　　　　　　　　　　兼理主席　张　　群

第二节　抗战时期四川公共卫生建设的成就和社会影响

　　抗战时期四川公共卫生事业所取得的成就和产生的社会影响无疑是非常显著的，为抗战时期四川的社会稳定和抗日战争的胜利提供了有力的保障，其历史价值和意义应该得到肯定。

---

　　① 四川省卫生（实验）处编：《遂宁区行政技术会议提案摘录》，载《卫生通讯》1944 年2 月第 34 期。
　　② 四川省政府：《四川省政府训令》，载《卫生通讯》1944 年 5 月第 38 期。
　　③ 同上。

一　奠定了四川在全国的公共卫生事业大省的地位

抗战时期是全国医药卫生资源分布的一次大调整。① 整个民国时期"中央和地方各级卫生行政和医疗机关都是西医当权……并且歧视轻视中医中药"。② 国家公共卫生事业的体系基本上完全由西医组成。因此，新兴医疗人才的分布在很大程度制约和影响着地区公共卫生事业的发展。关于善后救济计划，在金宝善与蒋廷黼的来往磋商函件和有关材料中，金署长对此有一段较详细的描述：

> 抗战以前吾国公共卫生事业之发展均在东南沿海各省，一九三七年之统计，设有卫生院者二四二县，公私立医院六五八所，病床三四三七七张；县卫生院之在苏、浙、赣、闽四省者达一九四占总数百分之八十；医院之在沿海各省市者为四二二所，计二一八八二病床，亦占医院病床总数百分之六三强；嗣后沿海以及东南各省相继沦陷，卫生机构破坏无遗；二七年来经中央与地方努力之结果，至一九四四年卫生院数达九三八，增设者占六六五，新增医院八二所计病床六五五九；不幸敌人流窜，浙、鄂、豫、赣、粤、桂各省之新兴卫生机构横被摧毁者颇众……③

从上面这段话，我们可以窥见抗日战争对全国原有的公共卫生事业强省造成的严重破坏。但与此相反，抗战时期却成为四川近现代史上难得的公共卫生事业发展时期。全国医疗卫生资源分布的重新调整，给抗战时期四川公共卫生事业的发展提供了极为重要的物质和人才保障。

同时，国民政府最高卫生行政机关——卫生署也在"七七事变"发

---

① 参见拙文《抗战时期四川公共卫生事业述论》，载《史学集刊》2009年第1期。
② 金宝善编：《中华民国医药卫生史料》，北京医科大学公共卫生学院（内部印行），1985年，第23页。
③ 《关于善后救济计划金宝善与蒋廷黼的来往磋商函件和有关材料》（民国三十四年四月），中国历史第二档案馆馆藏档案，全宗号：372，案卷号：8。

生后，先"由南京迁往汉口"，再于1938年"随内政部西迁重庆"。①

再看看抗日战争结束时各省的最高卫生行政机关设置情况，有助于更清楚地认识抗战时期四川在全国公共卫生事业发展中的地位。

抗战结束之日已成立卫生处之省份，计有四川、云南、贵州、陕西、甘肃、宁夏、青海、新疆、西康、浙江、江西、湖南、湖北、河南、安徽、福建、广东、广西十八省。其中浙、赣、湘、鄂、豫、皖、闽、粤、桂等九省于战时因省垣沦陷迁置外县，胜利后均先后随省府还治。年来新成立卫生处者，计有江苏、河北、山东、山西、绥远、热河等六省，台湾则于民政处下设卫生局掌理全省卫生行政。各省之尚未设置专管卫生机构者，计尚有察哈尔及东北九省。②

表6—7　　　抗战时期四川及全国市县级卫生机构数、两者的比率③

年　份	四川		全国		四川市、县卫生机构数与全国市、县卫生机构总数的比率(%)
	市县卫生机构数(所)	比上年增长比率(%)	市县卫生机构总数(所)	比上年增长比率(%)	
1940年	38		626		6.07
1941年	57	50	740	18.2	7.70
1942年	80	64.9	794	7.3	10.08
1943年	100	25	966	21.7	10.35
1944年	119	19	1043	7.97	11.41
1945年	131	10.1	1013	-2.88	12.93

① 金宝善编：《中华民国医药卫生史料》，北京医科大学公共卫生学院（内部印行），1985年，第18页。

② 《复员期间施政概况》（民国三十五年十月），中国历史第二档案馆馆藏档案，全宗号：372，案卷号：13。

③ 四川市县卫生机构数来自现在四川省档案馆编的《抗日战争时期四川省各类情况统计》，西南交通大学出版社2005年版，第160页；全国市县卫生机构总数来自1947年卫生部编印的《历年全国供给疫情报告县市总数》，四川省档案馆馆藏档案，全宗号：民113，案卷号：36。

　　抗日战争期间国民政府的卫生署能够有效管理的省份只有"四川、云南、贵州、陕西、甘肃、宁夏、青海、新疆、西康"等九省。而这九省之中，四川无疑具有更为重要的战略地位，因而得到当时的卫生署更多的人力、物力、财力以及政策的支持。尽管这些支持与需要之间还有很大差距，但对四川公共卫生事业发展的作用还是不可小视的。比较而言，它使四川公共卫生事业在抗战时期得到了较大发展。从表 6—7 可以看出抗战时期四川与全国市、县公立卫生机构发展状况及四川公共卫生事业地位在全国不断提升的事实（详见表 6—7）。

　　抗战时期四川市、县卫生机构的年增长速度，超过了同时期全国市、县卫生机构的年增长速度。从 1940 年至 1945 年，四川市、县卫生机构总数每年都有增加，且增加的比率均在 10% 以上，四川市、县卫生机构总数在全国市、县卫生机构总数所占的比率也逐年呈上升趋势。1938 年至 1944 年 7 年间，四川人口数以 1944 年为最多，共有 47500587 人，约占全国总人口数 10.44%。[1] 而同年，四川已设卫生机构之县、市数占全国已设卫生机构市、县总数的 11.41%，超过了人口的同比率。

　　从 1945 年四川卫生机关负责人的学历来看，四川卫生机关负责人均接受过正规的医学教育训练，其中在国内外大学或独立学院毕业的人数占总人数的 48%（68/142＝47.9%）（详见表 6—8），且省级卫生机关[2]负责人拥有国内外大学毕业学历的比例达到 100%（13/13＝100%）。

　　从 1945 年四川卫生机关负责人的籍贯来看，四川籍的卫生机关负责人占四川卫生机关负责人总数的 73.9%（105/142＝73.9%）（详见表 6—9），外省流入的医事人员占 26.1%。这一状况，与战前四川医事人才外流状况有相当大的差别。外省流入四川的医事人员中有相当一部分人系"为躲避战争而入川，在战争结束后永久定居的一些年长的医生"。[3] 其拥有丰富的从业经验和过硬的医学专业技能，是抗战时期四川公共卫生事业弥足珍贵的人才资源。

---

　　[1]　四川省档案馆编：《四川省抗日战争时期各类情况统计》，西南交通大学出版社 2005 年版，第 29 页。

　　[2]　省级卫生机关包括附属机关和行政区省立医院。

　　[3]　陈志潜：《中国农村的医学——我的回忆》，四川人民出版社 1998 年版，第 123 页。

表6—8　　　　　　1945 年四川卫生机关负责人学历分析①　　　　（单位：人）

学历	共计	附属机关	行政区省立医院	市卫生事务所	县局卫生院
国内外大学毕业	51	10	3	1	37
国内外独立学院毕业	17	—	—	—	17
卫生人员训练所毕业	7	—	—	1	6
国内外医事专门学校毕业	42	—	—	—	42
军医学校或军医训练所毕业	17	—	—	—	17
其他	5	—	—	—	5
不详	3	—	—	—	3
共计	142	10	3	2	127

表6—9　　　　　　1945 年四川卫生机关负责人籍贯分析②（单位：人）

籍贯省份	共计	附属机关	行政区省立医院	市卫生事务所	县局卫生院
四川	105	5	3	1	96
河北	5	1	—		4
江苏	4	—	—		4
安徽	4	1	—		3
山东	3	1	—	—	2
浙江	2	—	—		2
福建	2	1	—	—	1
贵州	2	1	—	1	—
河南	1	—	—	—	1
广东	1	—	—	—	1
辽宁	1	—	—	—	1
西康	1	—	—	—	1
不详	11	—	—	—	11
总计	142	10	3	2	127

①　《四川省卫生机关负责人履历分析》，四川省档案馆馆藏档案，全宗号：民113，案卷号：118。

②　同上。

1946 年的统计数据显示，四川县级卫生机构总数 124 个，居全国首位；县级卫生机构工作人员共计 1714 人，次于广西，居全国第二位；县级卫生机构病床 1046 张，略少于广东、河南两省，居全国第三位。① 客观地说，从县级公共卫生医疗资源的数量上看，经过抗战时期的发展，四川已经基本改变了在全国公共卫生事业落后省份的地位②，跟上了全国的发展步伐，迈入了全国公共卫生事业大省的行列。

二　传播和实践了现代意义的公共卫生概念及卫生保健观念

（一）卫生宣传工作发挥了对民众启蒙现代卫生保健观念的作用

抗战时期，国民政府在四川实施的公共卫生事业不但给抗战时期四川民众以"实实在在的医药优惠"，而且在民众心中播下了现代意义的卫生保健观念。卫生行政机构在实施公共卫生事业过程中非常注重卫生宣传，希企通过卫生保健知识的宣传与普及，使保健工作成为民众主动参与的事业，以减少各项公共卫生工作开展的阻力，收事半功倍之效。在边区，人民对于卫生知识更见缺乏，边区医疗队在实践中认识到，"实施保健防疫，卫生宣传实居首要"。③ 卫生宣传与疫病防控、妇幼卫生、学校卫生、环境卫生、疾病医疗等内容一起并列为市县卫生院所六大常规性工作，其贯穿于其它各项卫生工作之中。卫生行政部门采用卫生运动、家庭访视、候诊谈话、散发传单、卫生讲演、卫生壁报、新闻撰稿及散发卫生传单等方式向民众灌输卫生保健观念。以大竹县 1940 年卫生教育开展的情况为例，该卫生院将卫生教育置于"推动卫生事业之基础"的地位，"工作开始以来，即以最大努力，从事于是项工作之推进"。④ 其卫生教育工作内容总计五项：

① 《三十五年度各县卫生机关工作人员病床及经费统计》，载《三十五年度各省市县卫生行政机关统计》，中国历史第二档案馆馆藏档案，全宗号：372，案卷号：26。

② 参见本书相关论述。

③ 《四川省卫生处边区医疗队总队部及所属各队三十年度工作报告》（边区卫生医疗工作专号），载《卫生通讯》1942 年 4 月第 14 期。

④ 周戎敏：《大竹卫生院二十九年度工作概况》，载《卫生通讯》1941 年 5 月第 3 期。

（一）个人卫生谈话。凡来本院就诊或作家庭访视时，即临时予以个人卫生谈话，灌输卫生知识，约一一七二四次，听众人数约一二四七〇人。

（二）候诊教育。病人候诊时间，每日给以二十分钟之卫生讲演，以介绍卫生常识，其讲题均适合患者之需要。共讲九〇次，听讲者一八〇〇人。

（三）卫生宣传。本院在夏令时，曾举行防疫扩大宣传一次。在平时民众集会场所，各茶铺及赶场之际，即举行卫生宣传，此亦灌输卫生常识之最好方法。计共举行七八次，听讲人数五八三一〇人。

（四）卫生常识之公布。在县城各城门地区，设置卫生公布牌，公布民众健康应注意事项及卫生常识等，每四日更换一次；有时并置图画，尤能引起民众之注意与兴趣。计三个月来公布卫生常识一四次。

（五）新闻撰稿及散发卫生传单。本县出有大竹三日刊一种，所有卫生新闻即刊于该刊内，计七件。散发卫生传单（预防注射，产前检查，痢疾等），共一二四五张。①

卫生保健知识的普及对抗战时期四川公共卫生事业的影响，正如陈志潜所指出的，"全川民众，经此五年来卫生风气之推动与卫生知识之灌输，对于保健意义，已大都有相当认识，此在各地推行卫生工作日趋顺利情形之下，即可获得证验也"。②

（二）抗战时期四川公共卫生事业具有明显的现代性特征

与前现代社会以弱势群体为对象，以"施诊舍药"为主要内容的"道义施恩"型医药救济不同，抗战时期四川公共卫生事业具有明显的现代性特征。同时，抗战时期四川公共卫生事业又是抗战时期国民政府公共卫生事业的典型范本。从较长时段的眼光来看，抗战时期四川公共卫生事业是中国现代公共卫生制度建立过程中一个极为重要的环节，起着承前启后的作用。公共卫生事业的现代转型是整个中国社会现代转型的组成部

---

① 周戎敏：《大竹卫生院二十九年度工作概况》，载《卫生通讯》1941年5月第3期。
② 陈志潜：《川省卫生业务》，载《卫生通讯》1944年9月第41期。

分，代表着先进的中国人在保护民族身体健康，提高身体素质方面作出的有益探索。无论是经验还是教训，都值得后人认真总结。所谓公共卫生的现代性体现在以下四个方面。

首先，从性质上看，公共卫生事业不再是一项政府"道义施恩"性质的慈善事业，而是一种"政府对于国民应做的福利事业"。① 传统的施诊舍药是农业文明的产物，传统社会是一个皇权至上，等级森严的社会。"普天之下莫非王土，率土之滨莫非王臣。"皇帝受命于天，政府高高在上，施诊舍药是皇帝对臣民的恩赐和怜悯。受惠者需抱着感恩戴德的心理，感念皇恩浩荡。施者和受者处于一种非对等的心理状态。抗战时期中国工业化已经初显规模，工业文明及其所带来的主权在民、天赋人权等观念已经深入人心。在近代化基础上的公共卫生事业虽承继传统，却又有了深刻的变化。公共卫生事业被看成"与设立警察保护地方治安同其意义"的政府责职之一种。② "政府有负责保障国民健康的义务"，无论贫富阶级，"人们有权利来享受"政府提供的公共卫生服务。③ 抗战时期医政界与医学界人士在比较各国的公共卫生事业后，对英、美、苏三国最为推崇。将这三国的医疗保健制度均纳入"公医制度"的范畴，并呼吁中国也应建立公医制度。④

其次，就公共卫生的责任主体来看，国民政府卫生署及其下属的省、县、县区、镇卫生行政机关才是主要的公共卫生服务责任机关。其他政府机关，如国民政府社会部、民政或警察系统在这一事业上处于配合或补充的地位。教会、民间士绅或组织举办的慈善性质"药房"、"医院"或"诊所"，所开展的"临时性的"、"少量的"施诊舍药活动，从总体上看均不可与卫生署系统从事的公共卫生工作相提并论。尤其是随着各级卫生行政机关的建立和健全，其公民公共卫生责任主体的地位进一步确立和巩

---

① 俞松筠：《论医药救济》，载《社会卫生》（创刊号）1944 年 6 月第 1 卷第 1 期。
② 《四川省各县卫生院组织计划书》，四川省档案馆藏档案，全宗号：民 113，案卷号：112，第 26 页。
③ 俞松筠：《论医药救济》，载《社会卫生》（创刊号）1944 年 6 月第 1 卷第 1 期。
④ 参见拙文《抗战时期国人对国家医疗卫生事业的评议——以抗战时期卫生期刊上的言论为例》，载《北方民族大学学报》2009 年第 2 期。

固。这一点在教会卫生力量与卫生系统的合作上表现得尤其明显。① 政府成立专门机构，拨助全额经费，履行为国民提供公共卫生服务的义务，政府在国民公共卫生事业中发挥主导作用，这正是现代意义的公共卫生事业的必备特征之一。

再次，公共卫生服务项目的内容有较大扩展。传统医药救济往往局限于自然、社会灾害中的"施诊舍药"，其包括的内容、实施的时间都具有较强的限制。而抗战时期四川公共卫生服务则大大突破旧时慈善型"施诊舍药"的局限。从时间上看，其既有临时性的战伤救护、空袭补贴等内容，更有常态性质的疾病治疗、因公伤病医药优待等内容。随着形势的发展，政府提供的常态性质的公共卫生服务内容有拓展趋势，其水平和质量也在不断提高。传统"应景性"的防疫，在战时也具有了与旧时不同的涵义，成为一种常态性质的，符合现代科学要求，涉及治疗与预防方方面面的全新的公共卫生事业。

最后，公共卫生服务的受众涉及全体社会成员。传统医药救济的受众只有老、弱、病、残、灾民等社会弱势群体，而抗战时期四川公共卫生服务兼顾救济与保障，其受众涉及全体社会成员。抗战时期四川公共卫生事业主办者是政府，其经费全部来源于政府，以不收费、低收费、非营利性为原则，以面向社会全体成员为目标，是一种政府补贴性质的社会事业。其受众覆盖全社会，不仅有生活在社会下层的贫民，居于社会弱势地位的妇婴、儿童、学生等社会群体，还有生活较其他社会阶层稳定的公务人员。因此可以说，抗战时期四川公共卫生建设已经具备现代公共卫生事业的雏形。

三 传承和发展了社区医学定县模式

抗战时期四川公共卫生事业从政策设计上看，传承了 20 世纪 30 年代平民教育促进会在河北定县创立的社区医学模式，是近代以来先进的中国人在探索民族保健事业所达到的又一高峰。与省、市、县、县区、乡、保等各个政府管理单元相对应的卫生组织分别为：省卫生（实验）处、市

---

① 参见拙文《抗战时期教会卫生力量参与公共卫生事业考察——以四川省为例》，载《医学与哲学》（人文社会版）2009 年第 2 期。

卫生事务所、县卫生院、卫生分院、卫生所、保卫生员。① 各级卫生组织分割或组成了遍及四川全省的"政治空间"。抗战时期四川省卫生体系的组织是笔者参照《四川省卫生处组织规程》、《四川省各县卫生院组织规程》、《四川省各县卫生分院及卫生所组织规程》、《四川省各县卫生员设置办法》等项法规整理出来的，其基本能反映抗战时期四川卫生体系的组织概况（详见表6—10）。②

　　抗战时期四川省卫生体系的组织吸取了20世纪30年代社区医学定县模式的有益经验。主要体现在以下三个方面：第一，整个卫生体系贯穿至村，最低层级为保卫生员。第二，整个卫生体系各链条，一方面通过由上而下行政管理、技术示范、协助、培训等方式联结，另一方面通过由下而上的卫生信息传递、工作报告、介绍病人等方式贯穿。第三，在卫生员的选择上，前者由成人学校的"同学会的同胞"③ ——即同等地位的村民选出，后者也主张"每保中选择有身家，能自食其力的，生性诚实的农人，给以短期训练，去推进一保的简单卫生工作"。④ 定县社区医学模式与抗战时期四川公共卫生事业之间的历史传承关系，也因两者拥有相同的设计者与管理者——陈志潜博士，而更加无可置疑。笔者有必要对陈志潜其人做一简要介绍。陈志潜1903年出生于四川省成都市，1929年毕业于北平协和医学院，获博士学位；1929年至1930年担任"晓庄乡村卫生实验区主任"；1930年至1931年，在美国哈佛大学公共卫生学院进修。1932年1月至1937年7月，陈志潜担任"中华平民教育促进会卫生教育部主任"，⑤ 在河北定县从事乡村卫生工作试验，创立了"社区医学的定县模式"。⑥ 1939年至1946年，陈氏在履行四川省最高卫生行政长官职责期间，无疑会运用已有的工作经验开展工作。对抗战时期四川公共卫生体系与定县模式之间的关系，陈氏曾这样指出，"在四十年代早期……我以省

---

　　① 保卫生员是保卫生组织人格化的代表，是最低层次的卫生组织。
　　② 行政区省立医院和市卫生事务所只是在行政级别上高于县卫生院，其在卫生体系中的地位事实上相当于县卫生院，为表格制作方便，表中未列入。
　　③ 陈志潜：《中国农村的医学——我的回忆》，四川人民出版社1998年版，第92页。
　　④ 陈志潜：《四月二十八日纪念周陈处长报告》，载《卫生通讯》1941年5月第3期。
　　⑤ 《陈志潜履历》（民国二十八年十月六日省卫生实验处送达），四川省档案馆馆藏档案，全宗号：民113，案卷号：111卷。
　　⑥ 陈志潜：《中国农村的医学——我的回忆》，四川人民出版社1998年版，第81—110页。

表 6—10　　　　　　　　　　　抗战时期四川卫生体系的组织

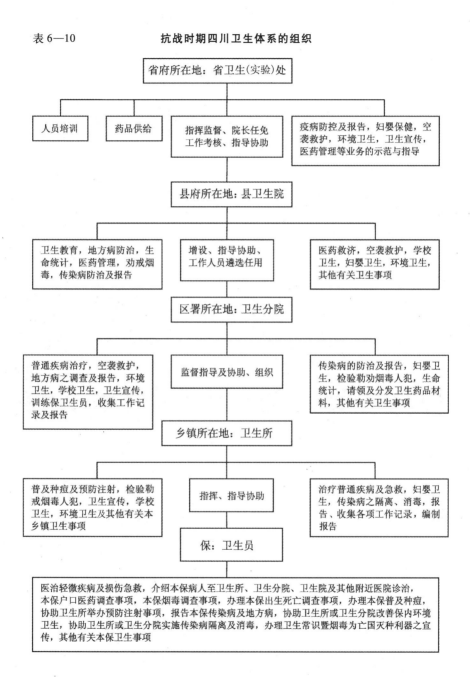

卫生专员的地位，按定县模式组织了一个全省范围的公立医疗系统"。①
由于全面抗战的爆发，民间性质的卫生试验得以成为西部大省四川官方主
办的公共卫生事业的蓝本（详见图6—1）。

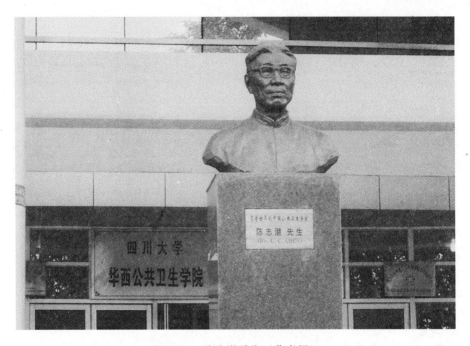

图6—1　陈志潜雕像（作者摄）

　　但是定县社区医学模式与抗战时期四川公共卫生事业之间也存在着
显著的不同。第一，两者所面临的历史任务不同。前者的目标是探索一
种中国农村卫生服务模式，后者是为适应抗战建国大业的现实需要；第
二，两者的历史条件不一样。前者覆盖范围只是中国北方的一个县城，
而后者乃是中国西部的一个大省；第三，两者的执行主体相异。前者的
执行主体是一个民间机构，而后者则是政府行政系统内部的一个职能机
关。

---

① 陈志潜：《中国农村的医学——我的回忆》，四川人民出版社1998年版，第117页。

第三节　抗战时期四川公共卫生建设的局限

　　尽管抗战时期四川公共卫生事业的理念和政策设计具有相当的合理性、现代性和科学性，但理念和设计却不等同于政策的实施，政策的效果也不只取决于政策的设计。正如民国时期社会学家言心哲先生所指出的，"中国现在继续抗战期间，社会服务的情形与美国所处的和平盛世，不可同日而语。美国的社会事业，是在注意如何延年益寿，如何讲求卫生。目前中国的社会事业，恐怕只能注意到如何救命，如何止痛"。[①] 由于受到多种客观历史条件和抗日战争这一大的政治环境的制约，抗战时期四川公共卫生事业与政策的预期有极大的差距，呈现出明显的战时性、应急性、"浮浅性"的特点。其实际效果是有限的，远远不能满足社会和民众的需要。

一　覆盖面窄，受众有限

　　抗战时期四川医疗资源和政府投入按人均计算，显得十分可怜。从1939年至1945年，每年人均卫生经费最高不足2元零2分，最低仅为6厘；每10万人拥有的公立机构卫生工作人员数最多时达4.122人，最少时只有0.332人（详见表6—11）。这一现实状况注定了抗战时期四川公共卫生事业的实际受益民众极其有限。以抗战时期四川公共卫生事业的首要工作——疫灾防控为例。1939年5月至10月，以四川发生的霍乱大流行为例，漫延全省50余市县，仅自贡的贡井、长土、艾叶三地，死亡人数即达5000余人。[②] 但当时的省政府共发给各市、县疫苗4865瓶，仅可注射145950人。[③] 1940年川北霍乱再次流行，死亡人数达到35020人，占流行总人口的1%，但临时防疫队只有医士3人，所带疫苗仅800瓶。[④]

---

　　① 言心哲：《抗战期中社会事业实施方针与步骤——社会事业的重要》，复旦大学社会学系编：《社会事业与社会建设》，独立出版社1941年版，第12页。

　　② 李仕根：《巴蜀灾情实录》，中国档案出版社2005年版，第219页。

　　③ 《四川省卫生实验处及附属机关呈送二八年度五至十二月工作报告》，四川省档案馆馆藏档案，全宗号：民113，案卷号：117，第17页。

　　④ 李仕根：《巴蜀灾情实录》，中国档案出版社2005年版，第219页。

各市、县卫生机构对于发生的疫情往往少报、漏报，甚至不报，其数据殊少利用价值。以四川省卫生（实验）处统计室造报的历年法定传染病死患人数表为例，据报表，1939 年四川霍乱患者共计 569 人，死亡总计 11 人；1940 年四川省霍乱患者共计 367 人，死亡总计 148 人。[①] 四川省卫生（实验）处上报抗战时期防疫联合办事处的数据与此相似。[②] 报表数据与实际数据的悬殊，反映出抗战时期四川省疫灾防控工作流于形式。抗战时期四川大多数民众在传染病流行时，只能坐以待毙。

表6—11　　　抗战时期历年人均卫生经费、卫生工作人员覆盖率统计[③]

年　度	人均卫生经费（元）	卫生工作人员覆盖率（每十万人）
1939 年	0.006	0.332
1940 年	0.031	1.383
1941 年	0.081	2.859
1942 年	0.175	3.717
1943 年	0.294	3.789
1944 年	0.476	3.275
1945 年	2.017	4.122

　　为了更明确抗战时期四川各项公共卫生服务工作的人均意义，笔者将各项[④]公共卫生工作的总计数据进行了再处理（详见表6—12、表6—13、表6—14、表6—15）。

---

　　① 四川省档案馆编：《四川省抗日战争时期各类情况统计》，西南交通大学出版社 2005 年版，第 161 页。
　　② 参见《近年全国十二种传染病统计表》（民国三十六年卫生部编印），四川省档案馆馆藏档案，全宗号：民 113，案卷号：36，第 1—13 页。
　　③ 人均卫生经费按照当时的省、市、县卫生经费相加之和，除以各年人口数得出；卫生工作人员覆盖率根据各公立卫生机构工作人员总数除以各年人口数得出；各省、市、县卫生经费数据来源与本章中的表6—1、6—3 相同；各年人口数据来源于《四川省七年来户口之演变》，参见四川省档案馆编《四川省抗日战争时期各类情况统计》，西南交通大学出版社 2005 年版，第 31 页。因 1945 年未作人口统计，故 1945 年人口数仍按 1944 年计。
　　④ 学校卫生工作中的学校健康检查工作未作人均受益分析。

表6—12　　　　　　　　**抗战时期四川疫病预防人均受益统计**①

抗战时期传染病预防与接种人数总计（人）		历年人口平均数（人）	人均受益数（每千人）	
预防伤寒霍乱注射人数	接种		预防	接种
3265839	1777326	46499232	70	38

表6—13　　　　　　　　**抗战时期四川医药治疗人均受益统计**②

抗战时期医药治疗总人数（人）		历年人口平均数（人）	人均受益数（每千人）	
门诊	住院		门诊	住院
1941297	28111	46499232	42	0.6

表6—14　　　　　**抗战时期四川妇婴卫生服务人均受益统计**③

抗战时期妇婴卫生工作总计（人）			育龄妇女人数（人）	妇婴卫生人均受益数（每千人）		
产前检查	接生人数	产后检查		产前检查	接生人数	产后检查
108406	49095	33141	3630846	29	2.5	9.1

表6—15　　　　　　　　**抗战时期卫生讲演人均受益统计**④

抗战时期卫生讲演参加人数总计	历年人口平均数（人）	人均受益（单位：每千人）
2553587	46499232	54.9

---

①　历年人口平均数根据《四川省七年来户口之演变》表中1938年至1944年各年人口统计数据计平均值得出，以下各表中历年人口平均数值均同。参见四川省档案馆《四川省抗日战争时期各类情况统计》，西南交通大学出版社2005年版，第31页。表6—12中的传染病预防与接种人数总计数据也来源于该书第161页。

②　医药治疗总人数来源于现在的四川省档案馆编《四川省抗日战争时期各类情况统计》，西南交通大学出版社2005年版，第165页。

③　妇婴卫生工作总计数据来源于《四川省抗日战争时期各类情况统计》，西南交通大学出版社2005年版，第169页。据1943年四川省109县市人口年龄分配百分比统计结果（参见《四川省抗日战争时期各类情况统计》，西南交通大学出版社2005年版，第40页），妇女占人口总数的48.20%，其中18—45岁育龄妇女占妇女总数的16.20%。因此笔者表中的育龄妇女人数由历年人口平均数乘以48.20%，再乘以16.20%得出。

④　卫生讲演参加人数总计数据来源于《四川省抗日战争时期各类情况统计》，西南交通大学出版社2005年版，第168页。

从表6—12、表6—13、表6—14、表6—15可以看出，抗战时期四川公共卫生工作的人均受益率是非常低的。其中以预防伤寒、霍乱注射人数的人均受益率最高，即每1000人中有70人曾享受过这一公共卫生服务，以住院人均受益率最低，即每1万人中仅有6人曾住院。

二　发展不平衡，以边区和乡村最为薄弱

根源于各地政治、经济、社会、文化发展的不平衡，抗战时期四川公共卫生事业的发展呈现出明显的地区不平衡状况。以最为制约公共卫生事业发展的经费问题为例，1945年四川各市县区卫生经费占当年岁出总预算平均数的1.28%，而各县经费支出又呈现出严重的不平衡状况。四川各市县局卫生经费支出占岁出总预算比率最高者为丹棱县，占4.40%；最低者为青川县，仅占0.04%；且尚有沐双局和潼南县无卫生经费预算。从各市区平均来看，卫生经费占岁出总预算前三名依次为：成都市、第三区、自贡市，分别为3.29%、1.75%、1.57%；而卫生经费占岁出总预算后三名依次为：第二区、第十区、第九区，分别为0.82%、0.84%、0.99%（详见表6—16）。

表6—16　　　　1945年四川各市县卫生经费占当年岁出总数比率①　　　（单位:%）

区县市别	卫生经费占岁出总预算百分比平均数	卫生经费占岁出总预算最高百分比	卫生经费占岁出总预算最低百分比	备　　注
成都市	3.29			
自贡市	1.57			
第一区	1.49	2.53	0.07	共12县
第二区	0.82	1.47	0.24	共8县
第三区	1.75	3.35	0.93	共11县局
第四区	1.57	4.40	1.05	共10县

---

①　1945年全川共计143市县局，其中141市县局有卫生经费预算，潼南县、沐双设治局无卫生经费预算，其中11县无县卫生院，但有卫生经费预算。本表根据《四川省各县市卫生经费》整理，参见《四川省卫生工作统计》（民国三十四年十二月），四川省档案馆馆藏档案，全宗号：民113，案卷号：118。

续表

区县市别	卫生经费占岁出总预算百分比平均数	卫生经费占岁出总预算最高百分比	卫生经费占岁出总预算最低百分比	备　　注
第五区	1.05	1.85	0.36	共 8 县
第六区	1.35	4.41	0.07	共 10 县局，但沐双无卫生经费预算
第七区	1.51	0.50	2.79	共 8 县
第八区	1.05	1.68	0.61	共 9 县
第九区	0.99	1.84	0.23	共 8 县
第十区	0.84	1.29	0.55	共 7 县
第十一区	1.14	2.04	0.47	共 8 县
第十二区	1.36	2.96	0.88	共 9 县，但潼南无卫生经费预算
第十三区	1.28	2.11	0.05	共 9 县
第十四区	1.45	2.83	0.04	共 11 县
第十五区	1.18	1.56	0.58	共 7 县
第十六区	1.09	2.37	0.08	共 6 县
总　　计	1.28			

各地公共卫生事业发展不平衡。而又以城市，尤其是经济较发达的城市公共卫生事业发展得较好，以乡村和边区最为薄弱。

第一，就乡村卫生工作而言，大多数县的情况与宜宾县相同，均处于"乡村卫生医药……唯以经费所限，故无法办理，殊以为歉"[①] 的尴尬状况。根据《县各级卫生组织大纲》，"各乡（镇）设置卫生所"，"办理全乡（镇）之卫生保健事项"。[②] 1940 年 3 月 1 日起，四川 134 县普遍实施

---

① 《宜宾县（市）各级卫生机关调查表》（民国三十三年七月三十一日），四川省档案馆藏档案，全宗号：民 113，案卷号：122，第 101 页。

② 《县各级卫生组织大纲》，四川省档案馆馆藏档案，全宗号：民 113，案卷号：145。

新县制①，按照规定实施新县制的县份，"在一年之内，乡镇卫生人员均
要设置"。② 但事实上，因无经费、无人才，设置乡镇卫生所条件并不具
备。已经设立的乡镇卫生所也大多只是一块空招牌，并无实际内容。以江
津县的报告为例，其设有乡镇卫生所 2 所，但各所"经费数目 0 元"。③
针对这一矛盾，四川省卫生（实验）处也只能建议各地立足实际开展工
作。关于乡村卫生工作的政策导向，时任四川省卫生（实验）处处长的
陈志潜有以下两次谈话：

> 如何推动乡村卫生，始有效果？我答复他，在现在经济，人
> 才，药械均不充裕，人民也不了解的情形之下，假如用普通开医院
> 的办法，不会有效果的，我在开会时曾告诉各卫生院所长，须作几
> 项非作不可的工作，如空袭救护，种痘，卫生宣传等。与其作得多
> 而敷衍，失去人民的信仰，不如作得少而澈底，收的效果还比较
> 大。有些卫生院过于依赖省处，如某事省处没有帮助便不做，这是
> 最不好的，一切事业全靠人去干，才有办法，乡村卫生工作，也是
> 如此。④

> 诸多人以行政眼光看法，认定"先有然后会好。"殊不知其进如
> 快，其退必速。卫生技术与行政不同，应先打好基础，逐渐完成。现
> 在折衷办法，只有从速成立卫生院，使各县有一主持机关，工作逐步
> 推进，卫生所可缓设立。战事结束后，医务人员增多，增设卫生院所
> 自较易行，现在问题，是要在短期内将县卫生组织加以充实，不使徒
> 有虚名。⑤

---

① 章伯锋、庄建平主编：《中国近代史资料丛刊之十三——抗日战争》，《政治》（上），四
川大学出版社 1997 年版，第 461 页。

② 陈志潜：《四月二十八日纪念周陈处长报告》，载《卫生通讯》1941 年 5 月第 3 期。

③ 《江津县各级卫生机构调查表》，四川省档案馆馆藏档案，全宗号：民 113，案卷号：
123，第 29 页。

④ 陈志潜：《四月二十八日纪念周陈处长报告》，载《卫生通讯》1941 年 5 月第 3 期。

⑤ 四川省卫生（实验）处编：《会议提案》（第四类培植人才类），载《卫生通讯》（四川
全省卫生行政技术会议专号）1941 年 4 月第 2 期。

如果说在第一段话中，陈志潜的态度还比较隐晦，只是暗示各地以"空袭救护，种痘，卫生宣传"等工作为重，乡村卫生工作为次要的话，那么在第二段话中，他则明确指示"逐步推进"、"缓设立"的原则。

在当时的四川省首届卫生行政技术会议上，时任卫生署署长的金宝善也有相同的指示。他指出："在人才缺乏的情况下，县以下的卫生组织，不能全部成立，只以逐步推进，以求健全与充实，如感觉某人技术不够，或对某某的技术不放心，不如暂时从缓为妙"。①

中华人民共和国成立以后，金宝善根据国民政府三四十年代乡村卫生建设实践经验认为，"县乡以下的医疗卫生事业在当地社会里是难以推行的，没有外力协助是建立不起来的，它的工作范围是极其有限的"。②

第二，就边区③卫生工作而言，困难在于因自然、社会、文化、生活条件较内地差、物价较内地高，开展工作的难度较内地大，工作人员多不能安心工作"。因此，当时的四川省卫生（实验）处处长陈志潜认为，边区卫生工作"在表面上看起来似乎简单，实际上非常困难"。④ 边区与内地相比有以下特殊性：首先，在自然环境方面，边区"土广人稀"⑤、"山峦重阻，交通不便"。⑥ 其次，多民族"杂聚而居"，"无大城市，仅多疏稀之村落"⑦，边民对政府工作人员"多不愿亲近"。⑧ 再次，"边区生活较内地为苦，每日食杂粮两餐，初来甚不习惯"。⑨ 再加上边区"文化水准太低"，"迷信太深，习惯过旧"，每患疾病"全靠化水化蛋送鬼"⑩ 或

---

① 金宝善：《金署长训词》，载《卫生通讯》1941 年 4 月第 2 期。

② 金宝善编：《中华民国医药卫生史料》，北京医科大学公共卫生学院（内部印行），1985 年，第 179 页。

③ 关于边区的范围及所指的区域，详见本书中边区医疗队的相关阐述。

④ 陈志潜：《四月二十八日纪念周陈处长报告》，载《卫生通讯》1941 年 5 月第 3 期。

⑤ 曹笃：《半年来》，载《卫生通讯》1942 年 2 月第 12 期。

⑥ 《四川省立第十六行政区中心卫生院三十一年度工作报告书》，四川省档案馆馆藏档案，全宗号：民 113，案卷号：190，第 46—52 页。

⑦ 同上。

⑧ 曹笃：《半年来》，载《卫生通讯》1942 年 2 月第 12 期。

⑨ 同上。

⑩ 李琛：《屏山第二边区医疗队卫生工作概说报告》，载《卫生通讯》1941 年 8 月第 6 期。

"求神拜佛"①　而已。因此卫生工作"与内地比较收效自慢"。②而边区卫
生工作面临的最大困难还在于，"物价飞涨，生计艰难，尤以边区为甚，
工作人员每月所得不仅事畜无资，即个人最低简单之生活，亦难以维
持"。③ 以第十六行政区茂县中心卫生院工作人员生活情况为例。"茂县非
产米区域，食米均由绵灌等县运至。故每斗售价在贰佰元以上，每人每月
最低生活亦需贰佰余元，其他日用品亦倍于内地，因是群员均感维持困
难，惶恐不已。曾经呈请钧座［指四川省卫生（实验）处处长陈志
潜——引者注］俯念边区情形特殊，按茂县各省机关成例，代请赐发食
米代金，以资救济。翘首仰盼之切，尤如涸鲤之望于水。四五月份经费，
因拨松潘支库，往返周折，今更以乱民之故，交通阻梗，尚未收
到……"④生活如此窘迫，"致令工作人员……不能安心工作，影响殊深，
若不亟谋改善，前途实属堪虞"。⑤

　　当时，边区卫生工作人员与医疗资源"实不敷分配，尚有大多地带
无力顾及"。⑥ 医疗队的有效工作范围通常只有"城区及附近二三十里"
的区域，"若要普及全县，非有大量的经费与人才不可"。⑦ 以松潘县为
例，就该县的疆界来看，"松潘位于川省西北，东北接甘肃，西北连青
海，西与西康相连，南与茂县理番连界，南北相距千余里，幅垣之广，超
过江浙等省，在本省较任何县份为大"。⑧ 但松潘医疗队全队只有"医师
一人，护士三人，事务员一人，助理员三人"。⑨ 全县公共卫生工作开展

　　① 《四川省卫生处边区医疗队总队部及所属各队三十年度工作报告》（边区卫生医疗工作
专号），载《卫生通讯》1942 年 4 月第 14 期。
　　② 李琛：《屏山第二边区医疗队卫生工作概说报告》，载《卫生通讯》1941 年 8 月第 6 期。
　　③ 《四川省立第十六行政区中心卫生院三十一年度工作报告书》，四川省档案馆藏档案，
全宗号：民 113，案卷号：190，第 46—52 页。
　　④ 《四川省立第十六行政区中心卫生院院长王祺呈文四川省卫生处处长陈志潜》，四川省档
案馆馆藏档案，全宗号：民 113，案卷号：201，第 81—82 页。
　　⑤ 《四川省立第十六行政区中心卫生院三十一年度工作报告书》，四川省档案馆藏档案，
全宗号：民 113，案卷号：190，第 46—52 页。
　　⑥ 《四川省卫生处边区医疗队总队部及所属各队三十年度工作报告》（边区卫生医疗工作
专号），载《卫生通讯》1942 年 4 月第 14 期。
　　⑦ 周植：《我在南川半年来的工作经验和感想》，载《卫生通讯》1942 年 2 月第 12 期。
　　⑧ 《松潘边区医疗队第一队三十一年度工作报告》（民国三十一年十二月三十一日），四川
省档案馆馆藏档案，全宗号：民 113，案卷号：181，第 2—15 页。
　　⑨ 同上。

的情况可想而知。以 1945 年医药治疗工作为例，由茂县、理番、懋功、松潘、汶川、靖化 6 县所组成的第十六行政区全年住院人数仅为 1 人，名列四川省各区最尾。① 已经设立的第十六行政区省立医院也因人才、经费问题，于 1945 年底裁撤。②

三　质与量发展不协调，政策预期与实际效果悬殊

抗战时期时四川公共卫生事业自始至终都是一项"政治工程"，而不是经济、社会、文化发展水平的必然产物，因此"量重于质、名不符实"就不可避免。市县卫生机构数量的急剧增长，是行政力量干预的结果，远远超过了卫生事业内涵的实际增长水平。由于人才、经费、药械等相关条件不能配套，影响了工作的效能，带来了一系列负面影响。陈万里论及当时的县卫生院的量与质时尖锐的指出，"抗战以后，各地方卫生院之设置，一时颇呈蓬蓬勃勃之气象。中央以之责望于省，省亦以之督促于县，于是县为敷衍功令起见，勉强成立县院，以为应付。省即据此具报中央，以为推进县卫生工作之成绩，中央复统计之，某省某年成立县卫生院若干所，较之某年增加百分之几等等，这也就是表明设置县卫生院的成果。其实情形怎么样呢？说起来，真是一言难尽！吾们不难想到所谓急就章的东西，是不会有很好的收获！县卫生院，何能例外！因是最近一二年来所得即一般人的批评，差不多都是异口同声地说很糟很糟！"③

各公共卫生机构的组织与功能极不相称。其功能全，但机构小，人员配备严重不足。打一个形象的比方，即公共卫生实施机构从组织上说只是一个"先天不足的婴儿"，但从功能上看却要承担一个健步如飞的青年人的任务。为了说明这一特点，笔者将公共卫生机构的人员配备与功能加以对比。首先，以四川省卫生（实验）处直属机关为例（详见表 6—17）。

---

① 四川省档案馆编：《四川省抗日战争时期各类情况统计》，西南交通大学出版社 2005 年版，第 167 页。
② 《四川省卫生工作统计》（民国三十四年十二月），四川省档案馆馆藏档案，全宗号：民 113，案卷号：118。
③ 陈万里：《谈医政》（续），载《社会卫生》1945 年 2 月第 1 卷第 4、5 期合刊。

表6—17　　　　四川省卫生（实验）处直属机关职员数量及职责功能对比①

机关名称	职员数量	职责与功能
省立传染病院	30 人	关于本省各种传染病之治疗及收容 9 种传染病人，并办理体验粪便、痰唾、血液及调查肠胃寄生虫，及研究防治方法等事项。
妇婴保健院	20 人	关于收容产妇、小儿各科病人及调查婴儿之死亡原因，并研究产妇、小儿各科疾病之防治问题及训练妇婴卫生工作人员等事项。
三个保婴事务所	15 人/所，共计 45 人	关于（成都市）妇婴卫生教育、保健、预防治疗等事项。
防疫救护队	18 人	关于（全省）防疫宣传、饮水消毒、预防接种及扑灭疫病事项。
环境卫生队	11 人	关于本省各县市改良水井及厕所设计、推进及指导事项。
公务员诊疗所	9 人	关于公务员及其眷属疾病诊疗、预防接种、卫生教育与身体检查事项。

　　从表6—17可以看出，在省级直属公共卫生机关职责与功能规定上看，显得大而无当，在效力上一般要求覆盖全省或全市。但从职员数量上看却极为有限。

　　从县卫生院来看，其"掌理全县一切卫生行政及技术事宜"②，但人员配备却少得可怜（详见表6—18所示）。事实上，有些县卫生院工作人员数连规定的标准也达不到，如1945年底，巫山、西充、仪陇、潼南、平武、通江6个县卫生院工作人员数均仅为1人。③

　　抗战时期四川公共卫生事业呈跨越式发展，其呈现的弊端也极具代表性。在第一次四川省卫生行政技术会议上，陈志潜即告诫各卫生机关负责人，"金署长在这次视察之后，说四川的卫生工作肤浅……不只金署长不

---

　　①　职员数量以 1945 年统计为准。表中职员数量、职责与功能均参见《四川省卫生工作统计》（民国三十四年十二月），四川省档案馆馆藏档案，全宗号：民 113，案卷号：118。

　　②　《四川省各县卫生院组织规程》（民国三十一年三月十九日公布），载《卫生通讯》（法规专号）1944 年 1 月第 33 期。

　　③　《四川省各县市卫生院所实有工作人员数》，四川省档案馆馆藏档案，全宗号：民 113，案卷号：118。

满，就是从事卫生工作的我们自己，也感觉不满"。① 在那时的四川省第二届卫生行政技术会议（成都区）上陈志潜再次坦率地承认，"川省县卫生院的发展，就数量上说，不能不算是很快，不过正因为量的发展过于迅速，而质的增强遂成为迫切的问题。根据各县卫生院的工作情况，我可以分三类来说明。第一，有些院的工作很好，一切设备和办理情形，也非常完善；第二，有些卫生院因为人员技术能力不够，不能适应民众的需要，以致卫生工作近于敷衍；还有一些卫生院因了种种的影响与困难，不能切实工作，甚至发生许多弊端。"② 当时的第三行政区沈专员曾问询陈志潜，

表6—18　　　　　　　　　**县卫生院职员数量与职掌表**③

卫生院等级	职员数量	职掌
特等卫生院	24 人	一、办理全县医药救济事项
甲等卫生院	15 人	二、办理全县学校卫生事项
乙等卫生院	12 人	三、办理全县妇婴卫生事项 四、办理全县环境卫生事项 五、办理全县防止传染病事项 六、办理全县卫生教育及烟毒宣传事项
丙等卫生院	8 人	七、实施全县医药管理 八、调查全县各种地方病 九、举办全县病理及卫生检验
丁等卫生院	8 人	十、检验及劝戒全县烟毒人犯 十一、办理全县生命统计
卫生分院	4 人	职责参见《四川省各县卫生分院及卫生所组织规程》
卫生所	2 人	

---

①　陈志潜：《陈处长训词》，载《卫生通讯》（四川全省卫生行政技术会议专号）1941 年 4 月第 2 期。

②　陈志潜：《陈处长训词》，载《卫生通讯》（四川省第二届卫生行政技术会议专号）1943 年 12 月第 23 期。

③　职员数量以 1945 年统计为准。表中职员数量参见《四川省各县市局卫生院分院暨卫生所员额设置标准》，载《四川省卫生工作统计》（民国三十四年十二月），四川省档案馆馆藏档案，全宗号：民 113，案卷号：118；职掌参见《四川省各县卫生院组织规程》（民国三十一年三月十九日公布）、《四川省各县卫生分院及卫生所组织规程》（民国三十一年三月十九日公布），载《卫生通讯》（法规专号）1944 年 1 月第 33 期。

"第三区除铜梁大足外，均有卫生院，然而未见效果?"① 这一问题的提出，一方面反映出社会人士对公共卫生事业的要求较高，另一方面也说明公共卫生事业确实没有产生多大的实际影响。陈志潜清楚地认识到，"如果县卫生院的工作不在技术方面求进步，医疗方面求普及，一定不会有很好的成绩表现，同时失掉设立县卫生院的意义"。② 在当时的两次四川省卫生行政技术会议上，"设法将卫生院作质的扩充案"等相似提案多次被提出，但限于条件，也只能"暂时保留，以备参考"而已。③ 时任卫生署署长的金宝善也在检讨卫生行政时承认，"我国卫生工作的基层组织是卫生院和卫生所，我们现有院所的数量既不够普遍，内容设备又多数不够标准"。④ 在抗战时期的条件下，要兼顾基层卫生组织普遍设立和保障基层卫生组织配备健全这两个方面，确实非常困难。但作为官方代表，金宝善也只能不偏不倚地表态，"我们不能只注重量的增加而牺牲了质，致使徒有其名，也不能为了质而牺牲了量"。⑤

"深深感觉到有些地方确实距离理想太远。"⑥ 这是抗战时期四川省最高卫生行政长官陈志潜深切的感叹。这表达的不只是他自己，也是整个抗战时期四川公共卫生工作者群体对公共卫生事业政策预期与实际效果悬殊这一现实无奈、无力的困惑。

---

① 陈志潜：《四月二十八日纪念周陈处长报告》，载《卫生通讯》1941年5月第3期。
② 陈志潜：《陈处长训词》，载《卫生通讯》（四川省第二届卫生行政技术会议专号）1943年12月第32期。
③ 《四川省第二届卫生行政技术会议广汉区重要决议案录》，载《卫生通讯》1944年2月第34期。
④ 金宝善：《我国卫生行政的回顾与前瞻》，载《社会卫生》1944年9月第1卷第3期。
⑤ 同上书，第1—7页。
⑥ 陈志潜：《陈处长训词》，载《卫生通讯》（四川省第二届卫生行政技术会议专号）1943年12月第32期。

结　语

　　抗战时期四川公共卫生事业既是时代的产物，同时也是中国人主动适应时事需要，为增进民族健康、保障人民生命而付出的艰辛努力。一个社会有属于它自己的独特的公共卫生需要和公共卫生问题，而公共卫生事业有效性评价的重要标准在于，考察公共卫生事业是否能够经济、有效、真正地解决这些问题和满足这些需要。以此为准绳考量抗战时期四川公共卫生事业，笔者认为，其既有可资借鉴的历史经验，也提供了值得反思的历史启示。

一　历史经验

　　第一，对一般社会成员提供的卫生服务适应了战争、社会、民众最紧迫的需要。

　　疫病防控、战伤救护、疾病治疗构成了对一般社会成员公共卫生工作的主要内容。三大内容正是斯时战争、社会、民众最紧迫的卫生问题和需要之所在。首先，从疫病防控来看。疫病因其易传染性、高死亡率，在短时内能即造成大面积的民众生命力削减或消亡，并进而动荡社会心理、混乱社会正常秩序。"军兴之后瘟疫流行，此为不可避免之通例。"① 瘟疫与军兴如影相随。历史上因瘟疫不败而败的战例，已不鲜见。斯时有识之士已就此撰文警戒。② 抗战时期四川为全国兵源第一大省，人力即国力、即

---

　　① 《四川省卫生实验处及附属机关呈送二八年度五至十二月工作报告》，四川省档案馆馆藏档案，全宗号：民113，案卷号：117，第54页。

　　② 参见李文铭《卫生与抗日战争》，载《新新新闻》1939年10月14日第4版。

战争力之说恰得其当。因此公共卫生机构列疫病防控为其工作之"急要"与"首图"，是符合时事的正确决策。① 多项疫病防控措施同时并举，对阻止传染病的流行发挥了一定的作用。抗战时期四川各种传染病流传不绝，但没有给抗日战争大局造成根本性的破坏，公共卫生机构预防、扑灭、控制之功不可不计。其次，从战伤救护来看。日军空袭是中日直接作战的另一种形式，日军空袭所到之地就是中日战场所在。空袭中国政治、经济、文化中心，以动摇中国抗战的意志，是日军的战争策略。因此，空袭救护事实上是对当时的国民政府作战能力的考验。公共卫生机构列民众空袭救护为其"受命成立于抗日战争剧烈之时主要意义"中的"两端"之一，② 也是时事使然的得当之举。由于成都市特殊的战略地位，且在四川全省遭受空袭的频率、强度及所受的损失均居四川首位，③ 其空袭救护工作也开展得最有成效。再次，疾病治疗是一项需求面广、民众需求强烈的常态性质的公共卫生服务。作为新兴事物的卫生院所，要在短时内被民众所认识、所接受，并进而得到民众对其工作的支持，只能以疾病治疗为媒介。政府通过低收费、不收费、原价收费、减免费用等形式，实现公立卫生机构疾病医疗的福利性质，使卫生院所在较短的时间内迅速打开局面，无疑也是一种合适的决策。除了常规的医院诊疗（包括门诊、出诊、急诊、住院）之外，公立卫生机构还实行了游行诊疗——这一深入民间的治疗形式。游行诊疗对宣传和扩大卫生机构的影响发挥了独特的作用。

综上所述，由疫病防控、战伤救护、疾病治疗构成的一般社会群体的公共卫生服务内容，与抗战时期四川压倒一切的中心问题战争及公共卫生事业初创时的客观要求相一致。紧紧把握时代的脉搏，为自身发展定位，并采取相应的政策、措施，是抗战时期四川公共卫生事业得以迅速发展的重要原因。

第二，对特殊社会群体提供的卫生服务符合现代公共卫生事业发展的趋势，兼顾战时与平时的共同要求。

---

① 《四川省立传染病院成立经过及工作概况》，载《卫生通讯》1941 年 7 月第 5 期。

② 《四川省卫生实验处及附属机关呈送二八年度五至十二月工作报告》，四川省档案馆馆藏档案，全宗号：民 113，案卷号：117，第 54 页。

③ 四川省档案馆编：《四川省抗战档案史料选编》，西南交通大学出版社 2005 年版，第 20 页。

　　妇幼、学生、公务员等社会群体，因其具有特殊的社会、政治、经济地位，成为接受公共卫生服务的特殊人群。特殊社会群体应享受更优惠的卫生福利政策，得到公共卫生机构更多的关注和照顾。首先，以妇幼和学生群体为例。两种社会群体卫生服务的实施都具有见效快、投入较少、实施后效果显著、且关系民族身体素质长远发展的根本利益等特点。以妇幼卫生服务而言，工作的主要内容包括孕妇、婴儿及儿童保健三个方面，而最重要的乃是"推广新法接生"。新法接生能同时降低产妇和婴儿的死亡率，个人和民族均获益极大。儿童保健与学生保健相似，是以"可说不费任何金钱即可办到"①的身体检查为基础，兼行缺点矫治、卫生教育、疫病预防、疾病治疗优惠等内容。两项卫生服务的实施不但使受惠儿童和学生一生获益，且增进整个民族的生命力，可谓功莫大焉。因此，妇幼、学生群体成为接受公共卫生服务的特殊人群，与国家长期的、根本的、全局的利益相一致，体现了民族公共卫生事业发展的客观要求。其次，以公务员群体而言，该群体作为国家雇员，是政府卫生理念、政策、措施的最先享受者和受惠最多的社会阶层。政府通过公务员群体卫生服务优待，为工人、农民、知识分子等其他社会阶层作出引导和示范，鼓励企业、社会团体等参照施行，进而推动整个公共卫生事业的进步。公务员卫生服务包括空袭损害医药优待、疾病治疗及生育医药优待、因公伤病医药优待等内容，兼顾了战时和平时两个方面，并随形势的发展不断地拓展内容及提高水平。公务员群体成为接受卫生优待的特殊人群，显示抗战时期四川公共卫生事业已突破传统医药救济的局限，具有明显的现代性特征，符合现代公共卫生事业发展的趋势，与近代以来中国融入世界的趋势及现代化方向相一致。

　　第三，卫生宣传、环境卫生等预防性卫生服务措施并举，符合公共卫生事业发展的内在要求。

　　从现代医学的观点来看，疾病的预防重于治疗。重视预防，预防性公共卫生措施与疾病治疗并举，是抗战时期四川公共卫生事业值得吸取的经验。卫生宣传、环境卫生是抗战时期四川市县卫生院所纳入工作月报的两项常规性工作，其与疫病防控、妇幼卫生、学校卫生、疾病医疗等内容一

---

①　《告各县卫生院所队主管人员》，载《卫生通讯》1941年10月第8期。

起并列为市县卫生院所六大常规性工作。以卫生宣传为例，其贯穿于疫病防控、疾病医疗、妇幼卫生、学校卫生、环境卫生等工作之中。公共卫生机构采取散发传单、卫生讲座、卫生展览、张贴标语、卫生壁报、报刊宣传、个别谈话等形式，将深奥、费解的卫生知识，贯输给普通民众，使其在行动上自觉配合公共卫生机构的工作，并在日常生活中实践现代卫生保健观念，收实施公共卫生建设的事半功倍之效。"环境卫生为防疫根本工作。"① 环境卫生工作主要包括水井消毒、处置垃圾、扑灭蚊蝇、设立示范厕所、清洁检查等内容。作为疫病防控的一项基础性工作，其涉及面虽广，但费用低，具有堵截疫源的实效。能否将环境卫生观念转化为民众自觉行为，决定着疫病防控工作的成败。总之，公共卫生机构通过卫生宣传、环境卫生等预防性公共卫生措施，使民众在日常生活中自觉预防疾病、减少疾病，增强自我保健能力，既符合公共卫生事业的内在要求，也是抗战时期医疗资源极其有限的一种经济、现实的明智之举。

二　历史启示

第一，发展公共卫生事业必须保障政府足够的资金投入。

民众身体素质状况决定国家盛衰、国与国竞争的成败，政府必须承担为国民提供公共卫生服务的职责，这一认识在战争中得到强化。被战争催生的四川公共卫生事业，被定性为由政府举办，"为人群谋利"的社会事业。② 相关条例规定，"为实施公医制度起见，凡一切医药皆以不收费用为原则"。③ 但在政府提供的资金难以保障工作人员生活和公共卫生事业正常运行的时候，公立卫生机构的收费则一提再提，逐渐违背其设立之初衷。各项卫生服务，尤其是贫民医药优待沦为镜中花、水中月。盗卖药品、以权谋私（借检验烟毒收受贿赂为最多）、贪污公款、违规收费等违法乱纪现象层出不穷，成为严重影响公共卫生事业发展的脓疮。

政府足够的资金投入是这一事业健康发展的基本条件。抗战时期四川

---

① 陈志潜：《川省卫生业务》，载《卫生通讯》1944 年 9 月第 41 期。

② 《为拟就三十一年度收费规则，呈请核示由》（民国三十一年一月），四川省档案馆馆藏档案，全宗号：民 113，案卷号：170，第 11 页。

③ 《四川省各县卫生院收费办法》，四川省档案馆馆藏档案，全宗号：民 113，案卷号：219。

公共卫生事业已经有了较为严格的法律制度和行政规范，比如收费方式、工作内容、经费来源及使用、人员管理及考核等都有了相应的制度规则。可是制度是要靠人来实施的，好的制度若得不到认真履行，就如同纸上谈兵。经费缺乏，工作人员"临炊乏米，无法举火"①，只得转而向人民谋利，导致公共卫生政策与公共卫生机构的行政作为相分离，也即工作人员的知行分离，公共卫生事业的发展就岌岌可危了。

第二，公共卫生事业的发展要质、量并重。

公共卫生事业不是一种社会运动，其发展需要以人才和技术为基础。在客观条件不具备的情况下，通过行政力量的干预，一哄而上，势必造成重量轻质、有名无实的泡沫式发展状态。抗战时期四川公共卫生事业的发展速度受新县制实施的影响最大。作为"管教养卫"内容之一的公共卫生事业，服从于新县制推进的需要。卫生院所是否设立成为实施新县制的一项重要考核指标。有无卫生院所成为考核之首要，至于卫生院所是否具备应有的内容，能否承担其应有的职责，皆属次要。上有所好，下必盛焉。沦为政绩工程的公共卫生事业落得"很糟很糟"的恶议②，就在情理之中了。抗战时期四川大多数卫生院所都达不到既定标准。如1945年年底，只有1位工作人员的县卫生院尚有6个。③ 这1人是否为医药技术人员尚不可知。大多数县卫生院连起码的检验仪器——显微镜都未配备。当时的四川省卫生（实验）处处长陈志潜、卫生署署长金宝善都认识到这一问题的严重性，但均没有能力解决。追根溯源，公共卫生事业发展存在的问题是其所处时代的缩影，是斯时政治、经济、文化发展状况之应然。

第三，发展乡村和边区公共卫生事业需要政府更多的投入。

四川地域广阔，各地自然、社会、人文环境差异非常之大。因此发展公共卫生事业需要因时因地制宜，而不能一刀切。而乡村、边区以经济落后、文化低落、生活艰苦，发展公共卫生事业尤其艰难。抗战时期四川乡村和边区的公共卫生事业未见显著实效。以乡村公共卫生事业而言，与定

---

① 《边区医疗队总队部总队长陈历荣报告边区工作》，四川省档案馆馆藏档案，全宗号：民113，案卷号：185，第135页。

② 陈万里：《谈医政》（续），载《社会卫生》1945年2月第1卷第4、5期合刊。

③ 《四川省各县市卫生院所实有工作人员数》，四川省档案馆馆藏档案，全宗号：民113，案卷号：118。

县社区医学模式中的乡村卫生工作相比，其差距明显。由于国家财力不足，不能为乡村公共卫生事业发展提供必备的条件，使乡村公共卫生建设沦为空谈。边区公共卫生建设也复如此。边区医疗队六个大队两个分队于1943 合并为四个大队，划归第五及第十六行政区中心卫生院就近指挥。①但第十六行政区中心卫生院改制为第十六行政区省立医院后，因人才、经费问题，于 1945 年年底被裁撤。② 茂县省立医院的被裁撤标志着边区公共卫生事业的退步。抗战时期四川乡村和边区公共卫生事业失败的教训启示我们，要发展乡村和边区的公共卫生事业，政府必须给予更加优惠的政策和更多的投入，并保障工作人员享有更加优厚的待遇，包括经济收入高于城市和内地、拥有学习和进修的机会、能够得到精神奖励等。

　　总之，在抗战时期战争那个特殊的历史环境下，受多重因素的影响，四川公共卫生建设出现了比较好的发展局面，公共卫生机关提供公共卫生服务的某些做法也可以为当代的民族医疗保健事业提供一些借鉴。但是，由于整个国家政治、经济、文化发展的滞后，其存在的局限和弊端也十分严重。历史事实表明，一个国家要在社会经济水平低下、人民生活质量不高、政府行政能力有限的战争状态中，经济、有效、真正地解决国民的公共卫生问题和满足国民的公共卫生需要，很显然是不可能实现的。

---

① 四川省卫生（实验）处会计室：《本省卫生事业与经费》，载《卫生通讯》1943 年 5 月第 27 期。

② 《四川省卫生工作统计》（民国三十四年十二月），四川省档案馆馆藏档案，全宗号：民113，案卷号：118。

附　录

一　省卫生处组织大纲①

民国二十九年六月二十一日行政院公布同日施行

第1条　省设卫生处，隶属于省政府，掌理全省卫生事务。

第2条　省卫生处设置处长一人，简任或简任待遇。

第3条　省卫生处处长得列席省政府委员会议。

第4条　省卫生处承办省政府一切关于卫生之政令。

第5条　省卫生处置科长、科员、技正、技士，其名额、官等、俸给及编制，由省政府依事务需要及财政状况拟定，报由卫生署，转呈行政院核定之。

第6条　省卫生处得设省立医院、卫生试验所、初级卫生人员训练所、卫生材料厂及其他卫生机关。

第7条　省卫生处对于各县卫生院市卫生局（或卫生事务所）负监督、指导之责。

第8条　本大纲自公布之日施行。

---

① 《省卫生处组织大纲》，四川省档案馆馆藏档案，全宗号：民113，案卷号：112，第11页。

二　县各级卫生组织大纲^①

民国二十九年五月十日行政院公布

第一章　总则

第一条　县为改善全县卫生，增进居民健康、依县各级组织区域、设置左列卫生机关：

一、县为卫生院；

二、区为卫生分院；

三、乡（镇）为卫生所；

四、保为卫生员。

第二条　前条各级卫生机关，应视县之人力、财力、物力，依本大纲所定之标准分期设置之。

第三条　县卫生经费应确定数额列入县预算。

第二章　县卫生院

第四条　县设卫生院隶属于县政府，兼受省卫生处之指导，办理全县卫生行政及技术事宜。

第五条　卫生院置院长一人，由县长商承省卫生处长，遴选国内外医学专科以上学校毕业、领有中央颁发之医师证书，并具有左列资格之一者，呈请省政府委派之。

---

① 《县各级卫生组织大纲》，四川省档案馆馆藏档案，全宗号：民113，案卷号：145，第16—20页。

一、曾受公共卫生专门训练者；

二、具有相当临床经验，且在国内公共卫生机关服务一年以上者。

第六条　卫生院设置医师一至三人、公共卫生护士一至二人、护士四至八人、助产士二至四人、药剂员一至二人、检验员一至二人、卫生稽查二至四人、事务员一至三人及卫生员若干。医师、护士、助产士、药剂生之资格、均以领有中央颁发之证照者充任、公共卫生护士及卫生稽查均须受有各专门训练者充任。卫生员以初中或高小毕业，而受有半年至一年之卫生训练者充任。除医师由卫生院院长遴选，呈请政府委任，并得呈省政府备案外，余均由卫生院院长委用，呈报县政府备案，并分报四川省卫生（实验）处备查。前项人员之数额得由县政府呈请省政府核准，酌量增减之。

第七条　卫生院职掌如左：

一、拟具全县卫生事业计划；

二、承办全县卫生行政事务；

三、造报全县卫生经费预算；

四、指导视察并协助各卫生分院及卫生所之技术及设施事项；

五、训练初级卫生人员；

六、实施医疗工作；

七、推行种痘及预防注射，并关于办理传染病之预防及遏止事项；

八、办理全县学校卫生及妇婴卫生；

九、改善全县环境卫生及街道、房屋之清洁事项；

十、管理全县医药事项；

十一、办理全县生命统计；

十二、研究及防止全县之地方病；

十三、编制卫生宣传材料并推广民众卫生急救知识；

十四、办理其他有关卫生事项。

第八条　卫生院应设门诊部及二十至四十病床之病室办理门诊治疗、住院治疗、巡回治疗等，除直接诊治病人外，并收治各卫生分院、卫生所转送之病人，在传染病流行时得设传染病室，实行隔离治疗。

第九条　县经费不充裕之地方，得由县政府呈请政府核准、暂行比照卫生分院之组织设置之。

第三章 县卫生分院

第十条 卫生分院隶属于卫生院，兼受区长之督促办理本区一切卫生保健事项，卫生院所在地得免设之。

第十一条 卫生分院设于区署所在地或其他适当地点。

第十二条 卫生分院置主任一人、由卫生院院长遴选领有中央颁发之医师证书者呈请县政府委派、并酌置公共卫生护士、护士、卫生稽查及卫生员，均由卫生院院长委用，呈报县政府备案，其任用资格与第六条同。

前项人员委用后由卫生院分报省卫生处备查。

第十三条 卫生分院之职掌如左：

一、诊疗疾病及处理卫生所转送之病人、遇有必须住院及危重病人不能自行处理时，应介绍至卫生院或其他就近之医院诊治；

二、传染病之处置、隔离及报告；

三、推行种痘及预防注射，并举行各种防疫运动；

四、改良水井、处置垃圾、扑灭蚊蝇及其他环境卫生之改善；

五、推行妇婴卫生办理安全助产；

六、办理学校卫生及卫生宣传；

七、办理生命统计；

八、指导并协助卫生所办理各项卫生保健工作；

九、办理其他有关卫生事项。

第四章 乡（镇）卫生所

第十四条 卫生所隶属于卫生院、兼受乡（镇）长之督促，办理全乡（镇）之卫生保健事项，在卫生分院所在地得免设之。

第十五条 卫生所设于乡（镇）公所所在地。

第十六条 卫生所置主任一人，由县卫生院院长遴选具有左列资格之一者，呈请县政府委派之。

一、护士曾受公共卫生训练者；

二、助产士曾受公共卫生训练者；

三、医事职业学校毕业者；

但在经济困难地方得以其他曾受相当技术训练人员充任之。

第十七条　卫生所得酌置卫生员、由卫生院院长委派担任之。但得由乡（镇）公所干事或中心学校教员，曾经相当卫生训练者兼任之。

第十八条　卫生所之职掌如左：

一、处理轻微疾病及急救，其遇有不能自行处理之病人应介绍至就近卫生医疗机关治疗；

二、推行安全助产及妇婴卫生；

三、助理学校卫生；

四、推行种痘、预防注射及传染病之紧急处置与报告；

五、报告出生及死亡；

六、改良水井、处置垃圾、扑灭蚊蝇及其他环境卫生之改善；

七、卫生宣传。

第五章　保卫生员

第十九条　保置卫生员，由卫生院院长就曾经相当卫生训练之保民委派之，受卫生所主任之指挥监督及保长之督促，办理本保卫生事宜。

第二十条　保卫生员工作项目如左：

一、检查道路、沟渠、厕所之清洁，随时督率各甲各户整理扫除；

二、为保内儿童及成人种痘；

三、处理保学生、壮丁、居民之损伤急救及各种轻微疾病；

四、凡有疫病发生时，即飞报卫生所，在不设卫生所地方，递报卫生分院及卫生院；

五、调查本保各户人口之出生死亡；

六、利用时机宣传卫生意义；

七、介绍重要病症人至附近卫生机关治疗；

第廿一条　保制备保健药箱一个，其储备药品由卫生署定之。

第六章　附则

第二十二条　卫生院得轮流召集全县卫生工作人员予以训练，其训练办法另定之。

第二十三条　本大纲自公布之日施行。

三 四川省各县卫生院 组织规程①

民国三十一年三月十九日公布

第一条　四川省政府（以下简称本府）为改进卫生行政，推进民众健康，依《县各级卫生组织大纲》第一条之规定，各县分设卫生院。

第二条　卫生院隶属于县政府，受四川省卫生处之指挥监督，掌理全县一切卫生行政及技术事宜。

第三条　卫生院之职掌如左：

一、办理全县医药救济事项；

二、办理全县学校卫生事项；

三、办理全县妇婴卫生事项；

四、办理全县环境卫生事项；

五、办理全县防止传染病事项；

六、办理全县卫生教育及烟毒宣传事项；

七、实施全县医药管理；

八、调查全县各种地方病；

九、举办全县病理及卫生检验；

十、检验及劝戒全县烟毒人犯；

十一、办理全县生命统计。

第四条　卫生院设院长一人，综理院务，由县长商承省卫生处遴选国

---

① 《四川省各县卫生院组织规程》，载《卫生通讯》（法规专号）1944 年 1 月第 33 期。

内外医学专科以上学校毕业，领有中央颁发之医师证书并曾受公共卫生训练，或有公共卫生经验者，呈请本府委派之。

第五条　卫生院设医师二人至三人，公共卫生护士一至二人，护士二至八人，助产士一至三人，药剂员一至二人，检验员一至二人，卫生稽查一至二人，事务员一至三人，助理员若干人，承院长之命，分理各项院务。

第六条　卫生院医师由院长遴选领有中央颁发之证书者，呈请县政府籍请本府委派，护士、公共卫生护士、助产士、药剂员、卫生稽查、检验员等，由院长遴选受有该专门训练而有证书者，报四川省卫生处备案。

第七条　卫生院得置左列各室所，每室所得设主任一人，由院长指定院内职员兼充，不另支薪津。

一、总务室：掌理文书、会计事务及各种统计报告事项；

二、医务室：掌理全县医药救济、空袭救护及医药管理事项；

三、卫生指导室：掌理全县防疫及卫生检验事项；

四、防疫检验室：掌理全县防疫及卫生检验事项；

五、卫生教育室：掌理全县社会卫生教育及训练佐理工作人员事项；

六、烟毒检验室：检验及勒戒全县吸烟吸毒人犯事项。

第八条　卫生院经费以各县自筹为原则。边区及经费不充裕之县卫生院之组织，经呈请本府核准，得比照卫生分院组织之，并得呈请本府酌予补助。其烟毒检验所经费，在该县三十一年度地方概算禁烟经费项下呈准动支。

第九条　卫生院对外工作之实施应呈请县政府核定行之。

第十条　卫生院工作情况及药械消耗状况，应由卫生院按月呈报四川省卫生处备查，烟毒检验所经费应按月呈报本府核销。

第十一条　卫生院各项工作开展后，得按地方经济情况及实际需要，增设卫生分院及卫生所，其组织及办法另定之。

第十二条　卫生院于必要时，得约集县机关法团学校合组卫生委员会，其组织另定之。

第十三条　本规程自公布之日施行，并咨卫生署备查。

四　四川省各县卫生分院及卫生所组织规程①

民国三十一年三月十九日公布

第一条　本规程依《县各级组织卫生大纲》第一条，及《四川省各县卫生院组织规程》第十一条之规定制定之。

第二条　卫生分院设于区署所在地，或该区之适中地点，隶属于卫生院，受区长之监督，办理区内一切卫生保健事宜。卫生院所在地之区得免设置。卫生所设于乡镇公所所在地，隶属于卫生院，受乡镇长之监督，办理乡镇卫生保健事项，卫生分院所在地得免设置。

第三条　卫生分院及卫生所职掌如左：

甲、卫生分院

一、治疗普通疾病，并办理空袭救护事项（如有不能处理之病人，应送请卫生院或其他医院诊治）；

二、办理本区内传染病之治疗、隔离、消毒及报告事项；

三、办理本区内推行普遍种痘及各种预防注射事项；

四、办理本区内妇婴卫生事项；

五、办理本区内检验勒劝烟毒人犯事项；

六、办理本区内生命统计事项；

七、办理本区内地方病之调查及报告事项；

---

① 《四川省各县卫生分院及卫生所组织规程》，载《卫生通讯》（法规专号）1944 年 1 月第 33 期。

八、办理本区内环境卫生事项；

九、实施本区内学校卫生事项；

十、举办本区内各项卫生活动、卫生常识及烟毒为亡国灭种利器之宣传；

十一、在卫生院协助下，训练本区内之保卫生员；

十二、在卫生院协助下，组织本区内各乡镇之卫生所；

十三、监督指导及协助本区内各乡镇卫生所及保卫生员；

十四、请领及分发本区内各卫生组织之应用药品及卫生材料；

十五、收集本区内各卫生组织之工作记录及报告，并编制区工作月报；

十六、其他有关本区内卫生事项。

乙、卫生所

一、治疗普通疾病及急救（如有不能自行处理之病人，应送请卫生院或卫生分院或附近其他医院诊治）；

二、举办本乡镇妇婴卫生事项；

三、推行本乡镇普及种痘及预防注射事项；

四、办理本乡镇检验勒戒烟毒人犯事项；

五、办理本乡镇卫生常识暨烟毒为亡国灭种利器宣传事项；

六、办理本乡镇传染病之隔离、消毒、及报告事项；

七、办理本乡镇环境卫生事项；

八、举办本乡镇学校卫生事项；

九、指导并协助保卫生员各项工作；

十、收集各项工作记录，编制报告；

十一、其他有关本乡镇卫生事项。

第四条 卫生分院设主任一人，综理院务，由院长遴选领有中央颁发之医师证书者，呈请县政府委派，并呈省政府（以下简称本府）备查。设公共卫生护士、护士、助产士及卫生稽查各一人。助理员一至二人，协助主任分理院务。均由卫生院长遴选合格人员委派，分报县政府及四川省卫生（实验）处备查。卫生所设主任一人，综理所务，由卫生院长遴选受有公共卫生训练之护士、助产士或医事职业学校毕业人员，呈请县政府委派，转报本府备查。并增设卫生员一或二人，由卫生院长遴选受有卫生训练之人员委派，并分呈县政府、四川省卫生（实验）处备查。

　　第五条　经费不充裕之县卫生分院，得缩小比照卫生所组织之，经费不充裕之乡镇，卫生所得免设置，但均须由县政府呈请本府核查进行之。

　　第六条　本规程自公布之日施行，并咨卫生署备案。

五 四川省各县卫生员设置办法①

民国三十一年三月十九日公布

第一条 本办法依《县各级卫生组织大纲》第一条及《四川省各县卫生院组织规程》第十一条之规定制定之。

第二条 每保设卫生员一名，办理本保内一切卫生事宜，由卫生院院长遴选受有卫生训练之保民委派之，并分报县政府及省卫生处备查。如无合格人员，得遴选保办公处职员训练后委派之。

第三条 卫生员之职责如左：

一、施用储药医治轻微疾病及损伤急救；

二、办理介绍本保病人至卫生所、卫生分院、卫生院及其他附近医院诊治；

三、办理本保户口医药调查事项；

四、办理本保烟毒调查事项；

五、办理本保出生、死亡调查事项；

六、办理本保普及种痘，并协助卫生所举办预防注射事项；

七、报告本保传染病及地方病；

八、协助卫生所或卫生分院改善保内环境卫生；

九、协助卫生所或卫生分院实施传染病隔离及消毒；

十、办理卫生常识暨烟毒为亡国灭种利器之宣传；

十一、其他有关本保卫生事项。

---

① 《四川省各县卫生员设置办法》，载《卫生通讯》（法规专号）1944 年 1 月第 33 期。

第四条　保卫生员受卫生所之指挥及保长之监督，办理本保卫生事宜。

第五条　本办法自公布之日施行，并咨卫生署备案。

六 四川省卫生实验处与四川各地教会医院合作办法[①]

1. 凡与本处合作之教会医院门首须添挂一标识，牌文曰"某县特约卫生院"。

2. 各特约卫生院应设置院务会议，开会时本处指派代表出席，以资商计院务之进行。

3. 各特约卫生院对贫苦病人须尽量免费收容，本处每月可津贴该院三十人之用费，每人以伍元为限。

4. 各特约卫生院按照本处规定办理免费预防接种，所需疫苗由本处供给，遇有时疫流行应尽力协助防治工作。

5. 各特约卫生院均应每半年编制工作报告表送给本处，并列举关于合作方面之工作。

6. 本办法自双方代表人签字之日起生效，为期一年，期满后如双方同意可再继续。

---

① 《四川省卫生实验处及附属机关呈送二八年度五至十二月工作报告》，四川省档案馆馆藏档案，全宗号：113，案卷号：117，第51页。

七　四川各县卫生院与教会医院合作办法^①

一、凡本省各县已设有规模完备之教会医院者，各该县卫生院为避免设施重复起见得依本办法与之协议合作。

二、凡与教会医院合作之卫生院暂不设病床，遇有必需住院及手术之病人，则以介绍书送至教会医院诊治，其介绍书样式另定之。

三、教会医院接到卫生院所发之介绍书时即须将病人留院诊治，其收费数目可按照介绍书上所规定办理。

四、各教会医院与卫生院合作后须设免费病床若干张，以便贫苦人之治疗。

五、凡由卫生院介绍之病人注明完全免费者，其所用饭费则由卫生院拨给。

六、卫生院与教会医院合作后，为谋实际工作联系起见，应酌派医师一人、护士一人到教会医院协助工作，但皆以半日为限。

七、教会医院于事实上不需要工作人员之协助，而希望津贴该院医务人员之薪金时，于可能范围内亦得斟酌办理，但以第六条所规定为根据。

八、教会医院与卫生院合作后须接受卫生院对教会医院之改善建议。

九、教会医院之有董事会者须聘卫生院长为董事。

十、教会医院之门首应添挂一标识，牌文曰"某县卫生院合作医院"。

---

① 《四川各县卫生院与教会医院合作办法》，四川省档案馆馆藏档案，全宗号：民113，案卷号：219，第21页。

十一、卫生院与教会医院协商妥洽，并经省卫生实验处核准后，应有合作书三份。一份呈省卫生实验处、一份存卫生院、一份存教会医院，以资信守。

八 四川省各县市设置临时检疫站及实施检疫办法[①]

第一条 四川省政府为防止传染病传入本省境内起见，特制定本办法。

第二条 应设置检疫站之县市，及各该检疫站成立及撤销之时期，以命令定之。

第三条 检疫站设站长一人（由卫生院院长兼任）、检疫员若干人、护士一人、助理员二人、工役二人，由站长商承县长就卫生院及公私立医院医护人员中指派兼任，酌支津贴。

第四条 检疫人员执行检疫时由县政府商调或指派当地军警宪兵协助。如人民不愿检疫，送交当地县政府惩办。检疫站所在地之交通机关亦应切实协助。

第五条 检疫站设置地点以避开城区为原则。

第六条 检疫站站长及职员臂章应用黄布制成，上书红字——某某县（市）临时检疫站字样。

第七条 检疫站所在地之公私医院由检疫站长转商各医院负责人，酌备隔离病室及床位，以备应用。

第八条 检疫站所需必要药品由本府卫生处酌量发给之。

第九条 凡船只车辆及旅客行李，非经检疫站许可，不得通过，但不得故意留难。

---

① 《四川省各县市设置临时检疫站及实施检疫办法》（民国三十三年八月三十日公布），载《卫生通讯》1944 年 10 月第 42 期。

第十条　凡由外省驶来车船或旅客货品，除持有检疫证者外，须停留指定地点，由检疫人员按照左列程序检查之。

一、登记船名（船主姓名）、车号及开出地点、时间；

二、旅客数目及搭车搭船之地点；

三、车船上货物名称与数量；

四、途中停留地点；

五、在到达前车船中患病人数与结果；

六、有无交通许可证。

以上登记各点，用口头或书面答复之。

第十一条　凡被检查有现患或类似霍乱鼠疫，或其他传染病之旅客时，检疫时应实行左列之处置。

一、使被染患者或有疫患嫌疑者，指定处所隔离之；

二、所有车船员工及旅客，如有检疫人员认为疫病曾经接触时，须受由到站之日起六日以下监视，或就地诊验；

三、所有车船员工及旅客，物品行李有消毒必要时，得实行消毒。其费用由旅客及车船主担负之。

第十二条　各县（市）检疫站之经费，于命令设置时，由卫生处会同会计处斟酌实际需要拟定预算呈由省政府令颁实行。

第十三条　施行检查，必要时强制执行之。

第十四条　检疫站如有疫情发现时，速径报本府卫生处。

第十五条　检疫站于必要时，有停止旅客出入境之权。

第十六条　本办法由公布日起施行，并咨卫生署备查。

九 四川省各县卫生院所收费暂行规则[①]

一、本省各县卫生院所收费悉依本规则之规定办理。

二、门诊挂号费：

1. 普通号于规定时间按次就诊，初诊贰角，复诊壹角。

2. 急诊号不限时间，但以实系急诊为限，每次收费壹元。

三、药费：

1. 普通药品完全免费。

2. 贵重药品照原价收取。

四、手术费：免费。

五、外科换药费：免费。

六、出诊费：以五里为限每次三元。

七、住院费：住院病人免收医药费仍按第三条办理，病人伙食院方得照当地生活情形酌定价目代办。

八、接生费：

1. 住院生产者复照第七条办理。

2. 在家生产者除照第六条规定外，其往返路费由病家代付，路远者得动令住院。

九、凡遇贫苦病人所有以上各条费用均得酌予减免。

十、本规则自公布之日施行并咨卫生署备案。

---

① 《四川省各县卫生院所收费暂行规则》（省会民国三十年五月九日民二字第一二六一二号指令公布），载《卫生通讯》1941 年 7 月第 5 期。

十 四川省各县市卫生院所收费规则[①]

第一条　本省各县（市）卫生院所收取诊治及卫生材料费用，悉依本规则之规定办理。

第二条　门诊挂号分普通、急诊两种：

一、普通挂号于规定时间按次就诊，初诊四元，复诊二元。

二、急诊号不限时间但以确系急症为限，每次收费拾元。

第三条　出诊应先挂号，但须另纳出诊费贰拾元，出诊里程以五华里为限。

第四条　药品及卫生材料：

一、普通药品费用免收。

二、贵重药品及卫生材料费用照原价收取。

第五条　手术费及外科换药费完全免收，但所耗之贵重药品及绷带布料等照前条第二款之规定办理。

第六条　病人住院除第四第五两条有规定者外，不另收取住院费，但所须伙食得由院方斟酌当地情形统筹代办，照价收费。

第七条　接生费分住院生产及在家生产两种：

一、住院生产者其给费办法，照前条规定办理。

二、在家生产者其给费除照第二条规定办理外，所需往来车马费应由病家付给，唯不限定里程。

第八条　凡遇贫苦病人所有以上各费应酌予减免。

第九条　本规则自呈准四川省政府核准之日起施行。

十一 成都保婴事务所接生暂行办法[①]

一、本所为保障产妇安全、婴儿健康起见，办理产前产后检查、接生及产后护理，并指导育婴等事项。

二、本所每星期一至星期五下午实行上项工作，接生则随请随到不分昼夜。

三、凡请本所接生者，须先到所登记，并受产前检查。

四、孕妇经本所施行产前检查，预测生产时期后，由本所发给产前检查证，并填请求接生志愿书，以示郑重。

五、接生费暂收国币五元，产时应用敷料，普通药品（注射药在外）以及产前产时产后拜访车费一律在内。难产酌加手术费。

六、凡未经预先登记及产前检查临时请求接生者，除应填请求接生书外，须照急诊办理，另缴费壹元。

七、凡家境贫寒者，由本所助产士之证明，得医师之核准，酌量减免。

八、产前产后检查及访视，指导妇婴卫生、育婴方法概不收费。

九、凡本所接生之婴儿，在五岁内本所负有保健之责，特予优待免费检查体格、种痘、及诊治疾病等。

十、孕妇临产时，可派人到所请求，或用电话通知接生均可。

---

① 《成都保婴事务所接生暂行办法》，四川省档案馆馆藏档案，全宗号：民113，案卷号：124，第12页。

成都保婴事务所门诊时间表①

一、产前检查：每星期一、三、五下午二至五时。

二、产后检查：每星期二、四下午二至五时。

三、婴儿健康检查：同上。

四、种牛痘及预防注射：同上。

五、妇科：每星期一、三、五上午八至十二时。

六、小儿科：每二、四、六上午八至十二时。

七、母亲会儿童会：每隔一星期六下午二至四时。

八、接生则随请随到不分昼夜。

成都保婴事务所暂定收费规则②

一、普通挂号全免；

二、特别号金一元；

三、出诊费二元；

四、接生费五元；

五、特别药费按照原价；

六、手术及敷料费一至五元；

七、贫寒者按情酌量减免。

---

① 《成都保婴事务所门诊时间表》，四川省档案馆馆藏档案，全宗号：民113，案卷号：124，第12页。

② 《成都保婴事务所暂定收费规则》，四川省档案馆馆藏档案，全宗号：民113，案卷号：124，第12页。

参考文献

一 档案资料

1. 四川省档案馆馆藏档案：四川省卫生处档案，全宗号：民113，案卷号：4、5、10、13、14、16、22、23、27、28、36、44、45、49、52、58、60、66、67、73、76、78、79、80、81、82、83、106、111、112、113、116、117、118、120、122、123、124、128、129、131、135、136、145、158、169、170、174、176、179、181、189、190、201、219、220、221、222、254、256、448、450、451、1013、1034、1042、1076、1879、1798、1799、1801、1812、1817、2127、2580、2581、2585、2586、2587、2588、2589、2590、2591、2592、2593、2600、2601、2602、2608、2609、2610、2611、2612、2614、2615、2616、2617、2618、2619、2620、2621、2623、2996。

2. 四川省档案馆馆藏档案：四川省社会处档案，全宗号：民186，案卷号：1879。

3. 成都市档案馆馆藏档案：成都市政府档案，全宗号：38，目录号：5，案卷号：13、14、15、26、27、28、30、32、52、54。

4. 成都市档案馆馆藏档案：四川省会警察局档案，全宗号：93，目录号：3，案卷号：10。

5. 中国历史第二档案馆馆藏档案：卫生部档案，全宗号：372，案卷号：8、13、26、124、233。

6. 四川省档案馆馆藏历史资料：军警特宪类，案卷号：3—281—1（1）。

二 报刊资料

1. 《卫生通讯》
2. 《社会卫生》
3. 《战时医政》
4. 《儿童福利》
5. 《妇婴卫生》
6. 《中国红十字会会务通讯》
7. 《中华医学杂志》
8. 《医育》
9. 《四川兵役》
10. 《华西医讯》
11. 《中央日报》
12. 《东方杂志》
13. 《贵州卫生》
14. 《新新新闻》
15. 《四川日报》
16. 《申报》
17. 《大公报》

三 资料汇编、文史资料

1. 立法院编：《国民政府现行法规》（第二集），第十四类卫生，商务印书馆 1930 年版。
2. 立法院编译处：《中华民国法规汇编》（第一册），中华书局 1934 年版。
3. 内政部编印：《战时内务行政应用统计专刊第五种——卫生统计》，1938 年。
4. 曾宪章编：《卫生法规》，大东书局印行 1947 年版。
5. 秦孝仪主编：《革命文献》，第 80 辑，"中央文物供应社" 1983 年版。
6. 秦孝仪主编：《革命文献》，第 96 辑，"中央文物供应社" 1983 年版。
7. 秦孝仪主编：《革命文献》，第 97 辑，"中央文物供应社" 1983 年版。
8. 秦孝仪主编：《革命文献》，第 98 辑，"中央文物供应社" 1984 年版。

9. 秦孝仪主编：《革命文献》，第 99 辑，"中央文物供应社" 1984 年版。

10. 秦孝仪主编：《革命文献》，第 100 辑，"中央文物供应社" 1984 年版。

11. 秦孝仪主编：《革命文献》，第 101 辑，"中央文物供应社" 1984 年版。

12. 金宝善编：《中华民国医药卫生史料》，北京医科大学公共卫生学院（内部印行），1985 年。

13. 中国红十字会总会编：《中国红十字会历史资料选编（1904—1949）》，南京大学出版社 1993 年版。

14. 中国人民政治协商会议四川省委员会四川省志编辑委员会编：《四川文史资料选辑》，第 13 辑，四川人民出版社 1964 年版。

15. 章伯锋、庄建平主编：《中国近代史资料丛刊之十三——抗日战争》，四川大学出版社 1997 年版。

16. 中国第二历史档案馆编：《中华民国档案资料汇编》第五辑，第二编，教育（1），江苏古籍出版社 1997 年版。

17. 曹必宏主编：《中华民国实录文献统计（1921 年 1 月—1949 年 9 月）》，吉林人民出版社 1997 年版。

18. 李文海主编：《民国时期社会调查丛编》（社会保障卷），福建教育出版社 2004 年版。

19. 四川省档案馆：《四川抗战档案史料选编》，西南交通大学出版社 2005 年版。

20. 四川省档案馆编：《四川省抗日战争时期各类情况统计》，西南交通大学出版社 2005 年版。

21. 重庆市档案馆、重庆师范大学合编：《中华民国战时首都档案——第三卷战时社会》（内部资料），2008 年。

四　专著

1. 胡安定：《中国卫生行政设施计划》，商务印书馆 1928 年版。

2. 中国国民党中央执行委员会宣传部印：《卫生运动宣传纲要》，1929 年 4 月。

3. 内政部卫生署编著：《卫生教育讲义》，内政部卫生署印行 1930 年版。

4. 李剑华：《社会事业》，上海世界书局 1931 年版。

5. 马允清编著：《中国卫生制度变迁史》，正中书局 1934 年版。

6. 薛建吾编著：《乡村卫生》，正中书局 1936 年版。

7. 陈凌云著：《现代各国社会救济》，商务印书馆 1936 年版。

8. 陈邦贤著：《中国医学史》，商务印书馆 1937 年版。

9. 陈端志著：《抗日战争与社会救济》，商务印书馆 1938 年版。

10. 蒋舜年编：《战时卫生》，世界书局印行。

11. 卫生署代编：《办理地方卫生须知》，商务印书馆。

12. 胡鸿基：《公共卫生概论》，商务印书馆。

13. 李涛：《医学史纲》，上海：中华医学会编译部，1940 年。

14. 复旦大学社会学系编：《社会事业与社会建设》，独立出版社 1941
    年版。

15. 陈果夫著：《卫生之道》，正中书局印行 1942 年版。

16. 陈凌云著：《战时社会救济》，商务印书馆 1942 年版。

17. 毕汝刚编著：《公共卫生学》，商务印书馆 1945 年版。

18. 言心哲著：《现代社会事业》，商务印书馆 1946 年版。

19. 胡安定、司马淦合著：《民族与卫生》，商务印书馆 1946 年版。

20. 俞松筠编著：《卫生行政概要》，正中书局印行 1947 年版。

21. 邓云特：《中国救荒史》，上海书店 1984 年影印本。

22. 张宪文：《中华民国史纲》，河南人民出版社 1985 年版。

23. 孙中山：《孙中山全集》，中华书局 1985 年版。

24. 陈志潜著：《中国农村的医学——我的回忆》，四川人民出版社 1998
    年版。

25. 贾湛主编：《中国劳动人事百科全书》（修订版），兵器工业出版社
    1991 年版。

26. 陈廷湘主编：《中国现代史》（第二版），四川大学出版社 2004 年版。

27. 曾景忠：《中华民国史研究述略》，中国社会科学出版社 1992 年版。

28. ［美］费正清、费维恺：《剑桥中华民国史》，中国社会科学出版社
    1993 年版。

29. 王向东：《战争与疾病》，人民军医出版社 1993 年版。

30. 黄黎若莲著：《中国社会主义的社会福利——民政福利工作研究》，中

国社会科学出版社 1995 年版。

31. 国家经济体制改革委员会编：《社会保障体制改革》，改革出版社 1995 年版。

32. 刘大年著：《抗日战争时代》，中央文献出版社 1996 年版。

33. 龚书铎编：《中国社会通史》，山西教育出版社 1996 年版。

34. ［日］一番濑康子著，沈洁等译：《社会福利基础理论》，华中师范大学出版社 1998 年版。

35. 黄立人著：《抗日战争时期大后方经济史研究》，中国档案出版社 1998 年版。

36. 沈自林：《中国抗日战争时期的国际援助》，上海人民出版社 2000 年版。

37. 夏明方著：《民国时期自然灾害与乡村社会》，中华书局 2000 年版。

38. 郑功成等著：《中国社会保障制度变迁与评估》，中国人民大学出版社 2002 年版。

39. 余新忠著：《清代江南的瘟疫与社会———一项医疗社会史的研究》，中国人民大学出版社 2003 年版。

40. 华迎放主编：《社会保障》，中国劳动社会保障出版社 2004 年版。

41. 陈建兰、王琳编著：《社会福利与救济》，甘肃民族出版社 2004 年版。

42. ［美］鲁滨孙著，何炳松译：《新史学》，广西师范大学出版社 2005 年版。

43. 李仕根主编：《巴蜀灾情实录》，中国档案出版社 2005 年版。

44. 李仕根主编：《四川抗战档案研究》，西南交通大学出版社 2005 年版。

45. 杨念群著：《再造"病人"——中西医冲突下的空间政治》，中国人民大学出版社 2006 年版。

46. 林品石、郑曼青编：《中华医药学史》，广西师范大学出版社 2007 年版。

五 硕博论文（所引博硕学位论文除有特殊说明的外，均来自中国知网的博硕学位论文数据库）

1. 柏家文：《二十世纪三、四十年代四川瘟疫研究》，2006 年。

2. 蔡勤禹：《国家、社会与弱势群体——民国时期的社会救济（1927—

1949）》，2001 年。

3. 陈媛：《从基督福音到公共卫生——近代重庆公共卫生事业发展概况研究》，2006 年。

4. 戴斌武：《抗战时期中国红十字会救护总队研究》，四川大学图书馆馆藏博士学位论文，2008 年。

5. 邓杰：《基督教与川康民族地区近代医疗事业：边疆服务中的医疗卫生事业研究（1939—1955）》，2007 年。

6. 郭丽兰： 《抗日战争时期广东国民政府的难童救济教养工作》，2007 年。

7. 黄茂：《抗战时期的医学高校的迁川问题研究》，2002 年。

8. 姜春燕：《南京国民政府社会福利政策研究》，2006 年。

9. 江红英：《抗战时期国民政府社会福利政策研究》，四川大学图书馆馆藏博士学位论文，2007 年。

10. 李传斌：《基督教在华医疗事业与近代中国社会（1835—1937）》，2001 年。

11. 李瑞：《抗战时期国民政府的福利事业研究——以四川政府的福利实践为中心的研究》，2006 年。

12. 李爽：《抗日战争时期国民政府难民安置政策研究》，2005 年。

13. 刘建国：《论抗战时期国民政府的难民救助》，2004 年。

14. 刘晓燕：《民国时期的防疫政策（1911—1937）》，2006 年。

15. 马真：《南京国民政府救灾体制研究》（1927—1937）》，2006 年。

16. 彭红碧：《抗战时期重庆的难民救济》，2005 年。

17. 王伊洛：《新新新闻报史研究》，2006 年。

18. 吴捷：《抗战时期国民政府救济与安置难民活动述论》，2005 年。

19. 羡萌：《民国时期中国红十字会研究（1912—1924）》，2004 年。

20. 许雪莲：《全面抗战时期国统区难童救济教养工作述评》，2003 年。

21. 杨韵菲：《抗日战争时期重庆卫生管理》，2007 年。

22. 周蕴蓉：《抗战时期广东的灾况和社会救济》，2004 年。

六　期刊文章

1. 蔡勤禹：《传教士与华洋义赈会》，载《历史档案》2006 年第 3 期。

2. 蔡勤禹：《民国社会救济行政体制的演变》，载《青岛大学师范学院学报》2002 年第 3 期。

3. 蔡勤禹、李元峰：《试论近代中国社会救济思想》，载《东方论坛》2002 年第 5 期。

4. 成先聪、陈廷湘：《基督教在西南少数民族地区的传播——以医疗卫生事业为例》，载《宗教学研究》2001 年第 4 期。

5. 陈竹君：《试论抗战时期国民政府的劳工福利政策及其缺陷》，载《民国档案》2003 年第 1 期。

6. 陈竹君、张莉清：《抗战期间国民政府社会部的儿童福利工作述论》，载《乐山师范学院学报》2007 年第 9 期。

7. 池子华：《中国红十字会救护总队部的"林可胜时期"》（上），载《南通工学院学报》2004 年第 2 期。

8. 池子华：《中国红十字会救护总队部的林可胜时期"》（下），载《南通工学院学报》2004 年第 3 期。

9. 池子华：《中国红十字会救护总队抗日战争救护的几个断面》，载《苏州大学学报》2004 年第 4 期。

10. 池子华：《抗战时期中国红十字会的战时救护》，载《江海学刊》2003 年第 4 期。

11. 葛延风等：《中国医疗体制改革的评价与建议报告》，载《中国发展评论》（增刊）2005 年第 7 期。

12. 郭永松：《国内外医疗保障制度的比较研究》，载《医学与哲学》（人文社会医学版）2007 年第 8 期。

13. 郝先中：《西医东渐与中国近代医疗卫生事业的肇始》，载《华东师范大学学报》2005 年第 1 期。

14. 李发耀：《国际援华医疗队在贵州》，载《贵州文史丛刊》1999 年第 1 期。

15. 李微：《试析抗战时期中国红十字会的救护活动》，载《贵州师范大学学报》2004 年第 4 期。

16. 刘大年：《抗日战争与中国历史》，载《近代史研究》1987 年第 5 期。

17. 刘继同：《生活质量与需要满足：五十年来中国社会福利研究概述》，载《云南社会科学》2003 年第 1 期。

18. 刘继同：《社会福利与社会保障界定的"国际惯例"及其中国版涵义》，载《学术界》2003 年第 2 期。

19. 罗志田：《近三十年中国近代史研究的变与不变——几点不系统的反思》，载《社会科学研究》2008 年第 6 期。

20. 罗志田：《新旧之间：近代中国的多个世界及"失语群体"》，载《四川大学学报》1999 年第 6 期。

21. 尚晓援：《社会福利"与"社会保障"的再认识》，载《中国社会科学》2001 年第 1 期。

22. 谭刚：《重庆大轰炸中的难民救济（1938—1943）》，载《西南大学学报》2007 年第 6 期。

23. 谭绿英：《民国时期基督教在华的慈善医疗事业》，载《宗教学研究》2003 年第 3 期。

24. 田凯：《关于社会福利的定义及其与社会保障关系的再探讨》，载《上海社会科学院学术季刊》2001 年第 1 期。

25. 汪华：《近代上海社会保障事业初探（1927—1937）》，载《史林》2003 年第 6 期。

26. 向常水：《教会对战地的慈善救济》，载《湖南第一师范学报》2006 年第 2 期。

27. 杨天宏：《战争与社会转型中的中国基督教会：中华基督教会全国总会边疆服务研究》，载《近代史研究》2006 年第 6 期。

28. 余新忠：《关注生命——海峡两岸兴起疾病医疗社会史研究》，载《中国社会经济史研究》2001 年第 3 期。

29. 余新忠：《中国疾病、医疗史探索的过去、现实与可能》，载《历史研究》2003 年第 4 期。

30. 余新忠：《咸同之际江南瘟疫探略——兼论战争与瘟疫之关第》，载《近代史研究》2002 年第 5 期。

31. 岳宗福、杨树标：《近代中国社会救济的理念嬗变与立法诉求》，载《浙江大学学报》2007 年第 5 期。

32. 张建俅：《战争时期战地救护体系的建构及其运作——以中国红十字会救护总队为中心的探讨》，载《中央研究院近代史研究所集刊》第 36 期。

33. 张玲：《抗战时期四川公共卫生事业述论》，载《史学集刊》2009 年第 1 期。

34. 张玲：《抗战时期国人对国家医疗卫生事业的评议——以抗日战争时期卫生期刊上的言论为例》，载《北方民族大学学报》2009 年第 2 期。

35. 张玲：《抗战时期教会卫生力量参与公共卫生事业考察——以四川省为例》，载《医学与哲学》（人文社会版）2009 年第 2 期。

36. 周弘：《福利国家向何处去》，载《中国社会科学》2001 年第 3 期。

37. 周秋光：《民国北京政府时期中国红十字会的慈善救护与赈济活动》，载《近代史研究》2000 年第 6 期。

38. 周秋光、曾桂林：《近代西方教会在华慈善事业述论》，载《贵州师范大学学报》2008 年第 1 期。

后 记

本书是在我博士论文的基础上修改而成的。

时光荏苒，转眼间博士毕业已历五载。2006 年春，我报考四川大学历史文化学院陈廷湘老师的博士研究生，承蒙陈老师不弃，将我收入门下，使我实现了在文化底蕴深厚的百年名校川大校园里静心钻研学问的夙愿。川大三年，在陈老师的悉心指导下，我在中国近现代史专业这一学术领域内泛舟求索。从最初对本学科专业浮光掠影的一知半解，到整日埋头于故纸堆，凝聚心智思考种种学术问题，经历了自己在人生中又一次靠近学问，增强学术素养，提升心智和道德涵养的人生体验。

跌跌撞撞的一路行来，能够站在今天这一学术平台上，我要感恩所有帮助我的人。首先我要感谢我的恩师陈廷湘教授。恩师宏博深刻的学识、睿智敏捷的思维引领着我在专业领域学步向前；恩师豁达宽厚的生活态度、诲人不倦的细心热忱更潜移着我对生活、人事的认知。没有恩师的精心指导、热情鼓励和适时鞭策，就没有这本小书。但由于我的愚钝，对恩师的教诲没能很好地体会，本书没能达到恩师期望的水平，使我至感惭愧。

感谢西华师范大学历史文化学院的王明元教授和谢增寿教授。王老师是我硕士导师，谢老师是我硕士阶段的指导老师。他们都是我治学道路上的启蒙人和引路人。从 1997 年读硕士以来，两位老师就给予了我学习和生活极大帮助和指导，鼓励我向学上进。在本书的写作过程中，他们也给予了我不少有益的意见和建议，增强了我搏击人生的勇气。

感谢四川大学历史文化学院杨天宏教授、罗志田教授、刘世龙教授、王挺之教授、何一民教授、李德英教授、王东杰教授等师长，他们治学谨严、学风朴实给了我很好的启迪和示范。

感谢我所在的单位川北医学院的领导和同事给予我的关心与大力支持。

感谢以下单位及其工作人员：四川大学图书馆、四川省档案馆、中国第二历史档案馆、成都市档案馆、国家图书馆、重庆市档案馆、上海市图书馆、南充市档案馆。尤其应该一提的是，在 2008 年四川汶川大地震期间，我前往四川省档案馆和中国历史第二档案馆查阅资料，档案馆工作人员不但热情为我提供了查档服务，还减免了我全部查档费用，在此表示衷心的感谢！感谢周术槐、雷志松、刘力、邓杰、成功伟、吉正芬、曹发军、郭从伦、刘洪彪、周楠、杜乐秀、梁刚、吴仁明、杜俊华、罗玲、王文圣等各位学友给予我的支持和帮助。

感谢中国社会科学出版社郭沂纹副总编辑、责任编辑郭鹏先生。由于他们的辛勤付出，本书避免了许多技术性的错误，这是我要特别感谢的。

最后，我要感谢我的家人。在我学习及从事研究工作期间，我年迈的父母为我承担了大部分的家务。我先生在自己攻读博士学位和辛勤工作的同时，给予了我极大的精神鼓励和力所能及的分担。儿子陈宇翔因我的忙碌，少得了不少母亲的陪伴和疼爱。家人是我的精神支柱和力量源泉，我将在以后的生活中尽力弥补我的亏欠。

张 玲

2015 年 3 月